汉竹编著●健康爱家系列

零基础学中医

学中医

（第二版）

主编 | 马可迅

江苏凤凰科学技术出版社

·南京·

编委会

主 编

马可迅　医学博士，副主任中医师，南京市秦淮区中医医院门诊部主任，入选"南京中医药青年人才培养计划"，江苏省中医药学会基层中医药服务专业委员会委员兼秘书

副主编

李旭冉　中药学硕士，执业中药师，江苏省药品监督管理局审核查验中心药品检查员

胡　珀　医学博士，南通大学附属医院主治中医师

张　硕　医学硕士，南京中医药大学附属徐州医院主治中医师，徐州市中医学会风湿病专业委员会委员

编 委

王　青　中药学硕士，执业中药师，南京丽来医药科技有限公司CMC工艺开发副主管

艾迁明　医学硕士，南京市江宁区东山街道社区卫生服务中心中医科主治中医师

许林玲　医学博士，南京市中医院针灸科主治中医师，南京针灸学会脊柱病专委会委员兼秘书

朱星宇　中药学硕士，执业中药师，江苏护理职业学院中药教研室主任

贾荣曼　医学硕士，《中医健康养生》杂志社编辑、翻译，沈氏女科学术流派传承弟子，国家中医药管理局中医药外向型优秀骨干人才

推荐序一

　　中医药是中华文明的杰出代表，是中华民族在长期生产、生活实践和与疾病不断斗争中逐步形成并不断丰富发展的一门科学，不仅为中华民族繁衍昌盛做出了卓越贡献，也对世界文明进步产生了积极影响。如今中医药已经深深地融入人民的生活中，成为人们治病祛疾、强身健体、延年益寿、维护健康的重要手段。近年来，国家采取了一系列令人振奋的举措，中医药将迎来一个空前大好的发展形势，并将为世界人民的健康做出更大的贡献。

　　在这一历史趋势下，有越来越多的有识之士，加入中医药文化传播和中医药知识科普的事业。但因为中医药有它的历史特殊性和学科专业性，即使是中医药院校的学生也需要经过多年的刻苦学习才能系统掌握，普通民众要想掌握是十分困难的。若要中医药知识走进千家万户，需要更多有识之士主动参与到中医药知识的传播与科普工作中去。

　　马可迅博士随我学习多年，后又师从多位名医。除了从事中医临床工作外，他也积累了丰富的中医传播经验。由他初创的"医界书生"团队，汇聚了一批具有较高学历的中医药青年才俊。他们具备了相当的实践能力，同时又都是科普创作的能手。从只有两三个人的小组，发展成为现在具备多个专业方向的强有力的团队，我对他们坚持科普中医药知识的努力倍感欣慰。《零基础学中医（第二版）》一书，以能让老百姓掌握为目标，文字流畅，通俗易懂，而且图文并茂，为读者打开了中医学习的大门。该书的出版，一定能为广大的中医爱好者带来便利，故乐而为序。

（杨进）

南京中医药大学教授、博士生导师
国家级名老中医、全国第六批老中医药专家
学术经验继承指导老师

推荐序二

　　繁荣发展中医药文化，发展中医药文化产业，营造良好的社会氛围，这是国务院印发的《中医药发展战略规划纲要（2016—2030年）》中提出的，标志着中医药文化的传播受到国家的高度重视，社会需要高水平的中医药传播者和科普工作者。

　　中医是一门博大精深的学问，绵延数千年，时至今日，很多老百姓对中医的认识越来越浅，但是需求却越来越高。这就产生了一个矛盾，怎样才能把中医药知识通俗易懂地传递给更多的人呢？这就需要科普。

　　我很高兴看到马可迅能够在中医科普中发挥自己的优势。他是我的学生，也是南京中医药大学毕业的医学博士。他不仅做好了本职工作，还将业余时间投入中医药知识的传播之中，积累了丰富的中医科普创作经验。

　　两年前他牵头组建了"医界书生"团队，这是一个以传播中医药知识为宗旨的团队，汇集了包括中医学、中药学等各相关专业的博士、硕士，他们既具备专业的学术素养，又在中医临床诊疗、中药鉴定与炮制等方面积累了足够的经验。

　　"不积跬步，无以至千里；不积小流，无以成江海"，马可迅和他的团队，在日积月累中，已经成为中医药传播领域具有一定影响力的新生代力量。他们编写的《零基础学中医（第二版）》，能够站在广大民众实用的角度，采用通俗易懂的语言，利用图文并茂的形式，为读者展开一幅关于中医药的画卷，相信读者一定能从中受益，故欣然为序。

（江杨清）

全国第五批老中医药专家学术经验继承
指导老师、博士生导师

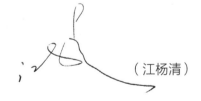

推荐序三

"圣人不治已病治未病",这是《黄帝内经》里光耀千古的至理名言。意思是:最佳的治病时机,是在疾病未曾发作之前,如果在这时候能够及时地干预,让还没有来得及发作的疾病不再发生,这样的医生才是"上等医生",又称"上工"。

在日常生活中,很难有医生能够时刻陪伴在人们身边,观察并在人们没有发病的时候给予及时的建议。所以人们往往只能在发病之后才去找医生,这时无论医生的医术有多高,留给人们的也只有如"中等医生"(中工)般诊治的机会了。中医既然有"治未病"的理念,那么使这一理念深入寻常百姓家,应是功德无量的。通过对中医药知识的科普,使人们对中医药有初步的了解,能够随时观察自己身体的变化并做出预判,进而自我调理或者及早就医。这样可以节省大量的医药费用,更重要的是避免了疾病发作之后的痛苦。看得出,《零基础学中医(第二版)》正是抱着这样的目的而编撰的。

我看了这本书的稿件,内容非常全面,从"中医并不神秘",到"人为什么会生病",再到"寻找治病的良方",为中医理论与常用方药构建出了一条清晰的脉络,使读者尤其是没有多少中医基础的中医爱好者,通过这本书能够迅速打开认识中医、使用中医的那扇门。

本书的作者马可迅博士和他的"医界书生"团队,能够在青年阶段立志于为中医药的传播做一番努力,这种行动是值得鼓励和支持的。他们的"医界书生"微信公众号做到了持续地更新,时常创作并推出精彩的文章。这次集体编撰《零基础学中医(第二版)》这本书,既是对他们过去工作的总结与升华,也是对中医药传播的一次探索,这是值得赞扬与鼓励的,故乐为之序!

(陈仁寿)

南京中医药大学中医药文献研究所
所长、教授、博士生导师

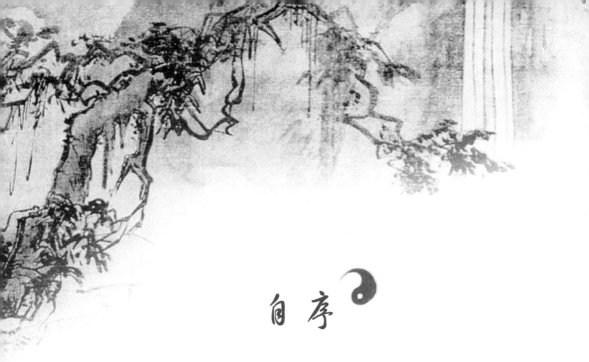

自序

"问渠那得清如许，为有源头活水来"，作为一名中医临床医生，经常在面对病人的时候感到疲惫。因为要帮助病人，要解决病人当下的病痛，更重要的是要苦口婆心地让病人改变生活上的一些行为。一个人只有从根源上认识到自己身体的变化，才能及时地避免疾病的发生。

这里就出现了一个空白——病人并不知道自己何时何地的行为会导致疾病。为什么？因为人们对自身的了解，真的是微乎其微。

中医药是一座伟大的宝库，但是要让这座宝库对每个人都敞开，是不容易的。这就需要传播的力量。我们作为专业的中医药工作者，怎样才能让更多的人获得足够的中医药知识呢？

为了解决这个问题，借助互联网的优势，我们创立了"医界书生"团队，提出了"站在专业立场，讲述通俗中医"的理念，以公众号为起点，将专业人士和需要中医药的人士零距离地联系在一起。随着在网络上受到的关注越来越多，我们意识到，一本系统的中医入门读物对人们来说是十分重要的，因此这本《零基础学中医（第二版）》应运而生。顾名思义，这本书代表着我们希望能提供一本无阅读障碍的读物。

全书分为上中下三篇，每篇又分若干节课，模拟老师讲话的口吻，为大家呈现生动的中医。上篇是"中医并不神秘"，讲解阴阳、五行、脏腑、经络等基本理论；中篇是"人为什么会生病"，讲解六淫、内生五邪、饮食失宜、舌象和脉象、辨证纲领等致病因素和认识疾病的方法；下篇是"寻找治病的良方"，讲解中医治病原理、常用中药和方剂、艾灸等具体治疗方法。

对于书中的难点和重点，我们采取了笔记的方式，在书页的空白处做了注释。我们还配了大量的插图，不仅能够帮助大家理解，还可以提升阅读乐趣。如果能够把这本书从头到尾仔细地阅读，边读边做笔记，最后你会惊喜地发现，原来中医的大门，已经悄悄为你打开。

这本书顺利完成编写，要感谢"医界书生"团队全体成员的努力，同时也要对指导和帮助过我们的专家和朋友致以敬意！

马可迅

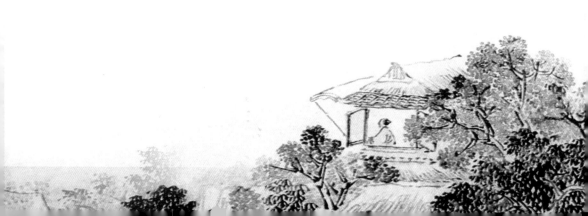

目录

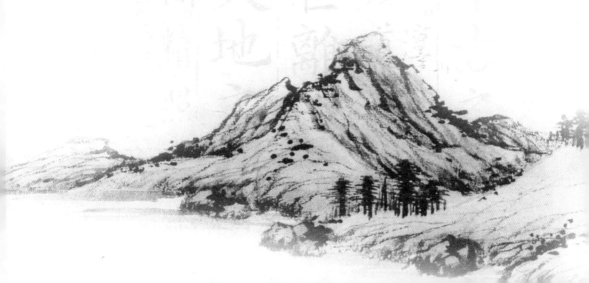

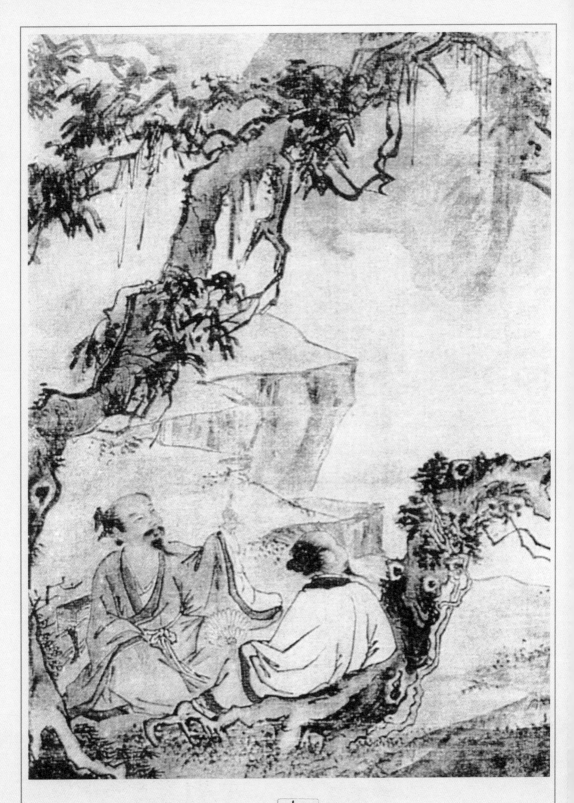

上篇

中医并不神秘

第一课
走近中医

❧ 中医到底是什么

一提到中医，很多人都会问一个问题——中医是什么？是鲁迅笔下"有意或无意的骗子"，还是药王孙思邈的"大医精诚"？中医是什么，书本里是这么介绍的："中医是研究人体生理病理，疾病诊断与防治以及摄生康复的一门传统医学。"但是这个定义讲了等于没有讲。现在发现古代也有大量手术治疗刀剑外伤的案例（古代战争频繁，外科还是比较发达的），那古代的外科算不算中医？按照上文的标准肯定是算的，但是与整体观和辨证论治又没有太直接的关系。**所以我们经常提到的中医，其实是狭义的中医，通常情况下指的是中医内科。**

现代人想把剪不断、理还乱的中医解读分析清楚，按照传统的中医理论框架，用传统的方法讲**阴阳五行、四气、五味**等，陈腐之气难免扑面而来，还会囫囵吞枣，不知其味。那我们就把中医几个突出的特点用现代理念深入浅出地解释一下，希望能够使读者对中医有个初步的印象。

孙思邈：唐代著名医药学家，著有《千金要方》《千金翼方》，被后人誉为"药王"。他不仅医术高超，而且医德高尚，留下了《大医精诚》篇，成了历代中医的思想准则。

摄生：就是人们所说的养生，指通过顺应自然、修养形神、保精护胃、调养脾胃达到保养身体的目的。

整体观、辨证论治：是中医这一独特理论体系的两个基本特点。

五行 ⟶ 木—火—土—金—水

四气 ⟶ 寒—热—温—凉

五味 ⟶ 酸—苦—甘—辛—咸

☯ 中医治本，西医治标吗

　　怎样算是治标？怎样才算治本？对于疾病来说，症状是表象，失调才是本质。失调久了又会产生新的症结，有了症结就更不容易治好病。以癌症来作比，几厘米大的肿块不会无缘无故产生，也不是飞来横祸，而是身体长期失调，少则几年多则十几年积累的后果。

　　那么进行手术将肿块切掉算不算治本？算，但又不算。为什么这么说呢？因为打开身体用手术刀切除病变部分，是最直接的办法。但是，残留的癌细胞还会继续生长，形成新的肿块，那能说这样的治疗是治本吗？显然不能。可是，如果切除肿块后，再清扫干净淋巴结里残留的癌细胞，服用化疗药物，使得癌细胞没有能力生长扩散，那么这就是西医的治本。**所以不要提起西医就是治标，西医也能治本。**

　　中医治本呢？用一个简单的比喻就说明白了：要驱赶房间里的苍蝇，用熏香或者杀虫剂是不够的，清扫掉房间里臭气熏天的垃圾，不给苍蝇进来的理由，才是根本。中医就是这样的思维，打扫干净内环境，不给疾病滋生的条件，这是中医的治本。

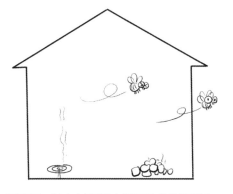

用熏香、杀虫剂驱赶房间里的苍蝇是治标。

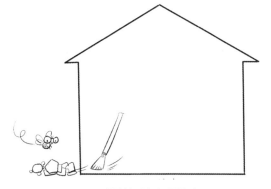

把垃圾清走是治本。

治标与治本

说到这里，可能有读者琢磨过味儿来了。什么是治本？一举解决掉问题、再无后患才是治本！**无论是中医还是西医，采取最合适的治疗手段，达到疾病不再发作的目的，就是治本。**

⊙ 为什么有的病中医攻克不了

这是一个好问题，仿佛阿喀琉斯之踵，多少英雄好汉遇到这个问题就被点了死穴。其实说起来道理很简单，中医治疗，归根到底针对的是失调，是内环境，对于已经形成症结的疾病，几副中药又能有多大的力量呢？

拿癌症来说，想通过吃中药把已经形成的肿块凭空消除掉，不说痴人说梦也是难比登天。现代医学用放射疗法，用具有强大能量和穿透性的射线烧灼癌细胞，效果尚且如此，又凭什么希望吃点中药调理一下就能杀死癌细胞？

糖尿病也是如此。长期不健康的生活习惯，例如高糖饮食、久坐不动，成了糖尿病滋生的温床。几十年后，当木已成舟，再指望几副中药挽狂澜于既倒，只能说中医不是万能的，医生的力量也是有限的。

⊙ 西医能治理失调吗

问西医能不能治理失调，一定要先弄明白西医是怎么看病的。西医治疗有一个明确的思路，即疾病是局部哪个问题导致的，炎症是哪种细菌感染导致的，过敏是由什么物质诱导出来的。没有这个思路，西医找不到诊断的依据，就没有办法用药。西医诊断是不断切割问题，最终找到靶点的一个过程，在这个过程中，有任何一个因素干扰，得到的都是不准确的结论。

阿喀琉斯之踵：踵，指脚跟。脚跟是阿喀琉斯身上唯一没有浸泡到神水的地方，是他唯一的弱点。常用来比喻强者的死穴或软肋。

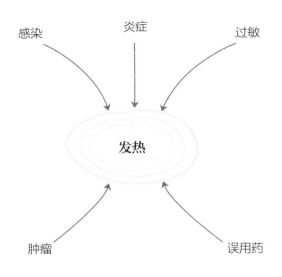

西医诊断明确靶点

例如，发热是生活中最常见的疾病症状之一，按照西医的思路，一定要找到身体里哪个地方有感染、炎症、过敏，或是有肿瘤，或者误用药等一系列原因中的一两个才能治病。所以西医需要做大量检查，排除不可能的原因，最终找到那个引起发热的靶点。

可是失调呢？失调可能哪里都没有问题，但身体两部分之间不愉快、不匹配，闹摩擦了，就发生失调，找不到一个确定的靶点。就像闹矛盾的两口子，都没有错，但就是不合适。硬要把错归在谁身上，最终可能就是两个人身上都找不到错。

✍ 中医是这样治病的

面对复杂的系统时，人类的研究思路如同小学生一般，不管是社会学、心理学、经济学还是医学，更多的是局部分析与分解研究，就是**把复杂问题层层分解，切割成微小的碎片，对碎片进行深入的分析，进而推断出整体的情况**。这就是西医的做法，现代医学理论也是在这一层面上发展壮大起来的。

但是，在这种切割分解的过程中，系统最微妙、最精髓的部分，即各部分之间紧密的联系与交互的作用也被忽视了，而探寻各部分之间紧密的联系与交互的作用正是中医的精华。而且科学家发现，对局部的了解并不能拼凑出对复杂系统整体规律的认识。**因为一个复杂的系统是各个部分交互作用的有机整体，而不是各个部分的简单相加与机械组合。**以系统的整体观来认识人体的疾病，指导疾病的治疗，正是中医的独到之处。

举个例子，临床上简简单单一个咳嗽，经过多少西医专家治疗却效果不佳，这往往是因为局限在咳嗽的急性、亚急性、慢性的划分和原因的探寻上，找不到明确的原因，就不知道怎么用药治疗，而找到了原因，治疗起来无非那么几种思路：抗过敏、抗感染、化痰。而且由于门诊规模和医疗成本的限制，也不可能遇到一个咳嗽病人就做遍所有检查，寻找原因。

而中医不同，肺咳嗽了，不一定是肺的问题，**"五脏六腑皆令人咳，非独肺也"**，肝、脾、肾、心，任何一个脏腑有问题了都有可能牵连到肺，表现为咳嗽，所以要从整体系统的角度去寻找原因和解决办法，比如说肝火旺盛，会向上欺侮肺金，肺的功能被压制，就会表现为咳嗽、咳痰，还伴有两胁痛、目赤肿痛的症状。

这个时候光治肺是没有用的，因为肺本身是没有问题的，只要解除对肺的克制，也就是用清肝火的药物清除肝的内热，让肝肺两脏的关系整体上重归平衡，咳嗽自然就好了。

整体观：包含两个方面，首先人是一个有机的整体，脏腑、气血、经络之间不可分割，所以中医看病，最忌讳头痛医头，脚痛医脚。其次人与环境是一个整体，息息相关。

欺侮肺金：肝属木，肺属金，金克木，但当肝的力量过于强大的时候，就会反过来欺侮肺金，肺的功能被上逆的肝气压制，就会出现咳嗽、咳痰。治疗这种咳嗽主要是清肝火，最擅长清肝火的方剂是龙胆泻肝汤。

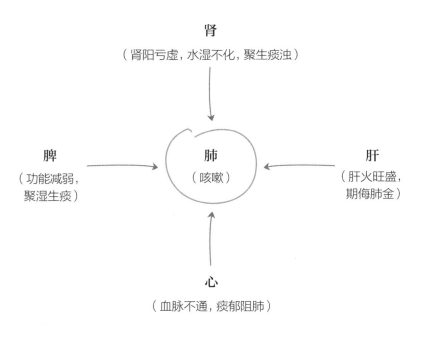

肾
（肾阳亏虚，水湿不化，聚生痰浊）

脾
（功能减弱，聚湿生痰）

肺
（咳嗽）

肝
（肝火旺盛，期侮肺金）

心
（血脉不通，痰郁阻肺）

五脏六腑皆令人咳

♋ 学会用中医思维去解读疾病

现代医学越来越沉浸于疾病的检查、检验之中，似乎检测出来的数据才是研究解决问题最可靠的依据。但是面对未知的疾病，不可能始终都能细致观察到每个细节，已知的背后始终存在着大量的未知。

如果让一个熟悉控制论，但对医学并不熟悉的断案高手观察一个人的疾病，会得出什么结论呢？

首先，这个断案高手可能不会只研究某个部分，也不会把这个系统分解进行研究，而是把这个系统视作一个黑箱，通过对输入和输出的反应来观察系统的整体特征。其次，这个断案高手可能会研究系统的内在结构和联系。

控制论：美国数学家诺伯特·维纳创立，是综合研究各类系统的控制、信息交换、反馈调节的科学。

黑箱：指那些既不能打开，又不能从外部直接观察其内部状态的系统，人体就是一个典型的复杂的黑箱。

还拿发热来看，发热这个行为，从人本能的反应来看，一定是有外界刺激输入到了系统之内，系统自身做出对外界的反馈；如果没有外部输入的扰动，人体系统也出现了发热，那么这个影响应该来自于系统内在的结构，而不是外界的变化。所以那些强调系统某个参数出现问题，造成人体发热的看法，从局部看是正确的，但从总体看就是错误的。

比如现代医学面对发热，首先考虑的是，如果发热过高，一定要先退热，不管使用何种手段，于是为了退热就去人为抑制诱发人体炎症的产物的合成，这种治疗方式就是典型的治标不治本。

一个断案高手，必然会去寻找形成发热的真正原因——发热的源头，这个刺激到底是从哪儿来的？而不是单纯的降温。**这就是中医的智慧之一：外因和内因的区分。**当然西医也有类似的思路，但并没有中医这么清楚。

❧ 天人相应

人是大自然的产物，我们很久之前就认识到了这点。用系统论的眼光来看，就是人体这个小系统，是存在于并深深依赖于地球这个大系统的。

面对大自然的无数变化，中医总结出风、寒、暑、湿、燥、火这样的偏性的概括，面对人体小系统的疾病症状，我们惊讶地发现，居然也有类似的特征，可以总结为寒、温、平、热、凉等属性。而且这两者居然是关联的，大自然冷了，人的身体自然也会冷却下来。

系统论：由理论生物学家路德维希·冯·贝塔朗菲创立。系统论认为，大至浩瀚的宇宙，小至微观的原子，一粒种子，一群蜜蜂，一台机器，一个工厂都是一个系统，整个世界就是系统的集合。

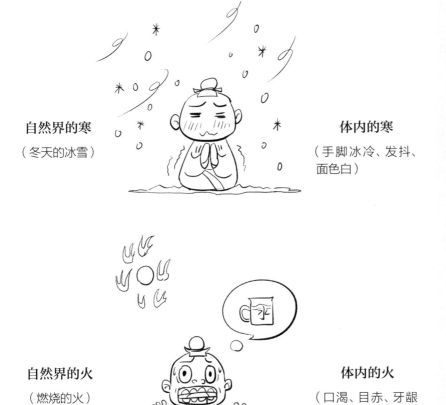

自然界的寒
（冬天的冰雪）

体内的寒
（手脚冰冷、发抖、面色白）

自然界的火
（燃烧的火）

体内的火
（口渴、目赤、牙龈出血）

自然与人体系统的关联性

可是怎么调节大自然大系统给人体小系统带来的影响呢？系统的一个特性，就是越进化发展，其脆弱程度就越高。一块金属，放在恒温恒压下可以稳定不坏，仅仅依靠金属键就能有力连接；而生物，必须依赖外界的能量输入维持系统的存在。这是进化后为了弥补系统脆弱性的代偿效应。

→ 金属键：化学键的一种，主要在金属中存在。是金属原子形成宏观物质的关键。

人来到这个世界，每天都要摄取外界的物质，不但要大量地摄取，还要多种类地摄取。久而久之，小系统接受外界刺激，产生的反馈多了，人类也就摸索出了规律：摄取了什么会刺激出汗，摄取了什么又会抑制出汗；摄取了什么会让肚子觉得冷，摄取了什么又会让浑身觉得暖和。进一步归纳起来，就出现了阴阳、五行。

◎ 中医就是扬长避短，激发人体的自愈力

如果说机器损坏了，必须修理、替换才能复原，人体这个系统的一大优势就是在有限范围内，具有自我修复的机制。西医是依靠排除法，而中医恰恰掌握了利用外界刺激实现小系统内部调整的规律，也就是**通过诱导人体稳态系统的自我修复能力或抗扰乱能力来治病**。中医的"调理"功能，就是这个道理。

然而，有优点就有缺点，就像任何硬币都有两面。中医的调理功能也存在三个明显的弱点。

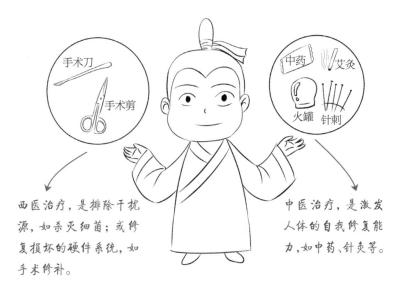

中西医对同一人体不同的治疗手段

一是效果的确定性较低。中医诊断是在不打开黑箱的条件下操作的，一个症状有可能是数个原因导致的，而没弄清楚输入时就贸然调节，或明白输入但只依靠以往摸索出的规律去调节，有可能治疗不完善甚至导致错误。

二是调节幅度不如外科手术来得直接快速。特别是面对疮疡肿块、刀箭外伤、跌打损伤等外科疾病，中药针灸治疗调节的力量较小且疗程长、速度慢，但可作为手术后的辅助调理手段。

三是调节的手段也是有限的。中药和针灸的存在，使得中医可用的治疗手段虽然丰富许多，但能用的手段较西医毕竟是有限的，很多药物能治病，但也具有一定的毒性。人类在完全打开黑箱之前，想要弄清楚药物起效的机理，可以说几乎毫无办法，这也是目前中药药理研究面临的困境：中医明明是针对整个系统调节的手段，我们却非要用西医靶向一对一的手段去研究。

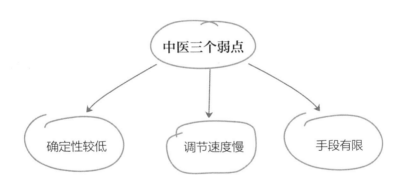

所以中医想发扬光大，就需要扬长避短。不能说治疗手段作用力小、起效时间长就一定是坏事。一个事物的特性，决定了它可以在什么场合派上什么用场。中医为什么注重治未病？我们都知道亡羊补牢的故事，古人很早就明白了这个道理，防患于未然，用整体调理的方法让人体系统维持在一个健康的状态，不给疾病发生的机会。所以中医的理念一点也不落后，相反很先进，时刻引导着健康的潮流。

第二课
人体的黑夜和白昼——阴阳

中医必背

阴阳者，天地之道也，万物之纲纪。

《素问·阴阳应象大论》

▼

这句话说的是阴阳是天地间万物运行的轨道、纲纪。天地万物都要遵循阴阳的规律，违反了阴阳平衡，人体就会生病。

☞ 外国有没有阴阳

外国当然有阴阳。因为太阳东升西落是全世界共享的自然现象，而这正是阴阳最根本的来源。

白天太阳高照，气温升高，自然界一切变化都随着太阳的升起而出现，这就是阳；夜晚太阳落山，气温下降，自然界又随着太阳落山开始另一套程序，这就是阴。

学过第二外语的都知道，很多语言因为其阴阳属性给学习者带来了极大的困扰，比如：

> 德语——有着纷繁复杂的阴性、阳性、中性变化。
>
> 法语——在发展过程中丢掉了中性，保留了阴性、阳性之分。
>
> 英语——在发展过程中基本丢掉了阴阳属性的变化。

举语言的例子不能说明外国人对阴阳的认识，只能说明外国人存在阴阳的概念。而中国人对阴阳的认识，要复杂、艰深、有趣得多。

阴阳属性（表示男性身份或其担任的工作名称的词为阳性属性，女性则为阴性属性。

🌀 阴阳怎么产生的

提起阴和阳，我们都知道阴阳互根、对立和统一。阴阳产生的历史，似乎已然不可考，根据古文献记述，最迟在殷商时期，中国人就开始使用阴阳的概念了。到了战国末期，阴阳学派创始人邹衍，融合了阴阳五行之术，创立了阴阳学派，成为祖师爷级别的人物。

要明白阴阳的起源以及阴阳在具体事物中是如何界定的，肯定还要回到那个遥远的时代，回到古人的生活环境中去。阴是寒冷、阴雨、夜晚、秋冬，阳是温暖、晴朗、白昼、春夏，这是大自然给人类最直观的感受。

互根：阴阳之间相互依存、相互依赖，任何一方都不能脱离另一方而单独存在。

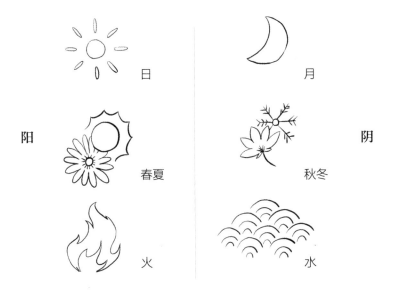

大自然的阳与阴

之后这样的感受就有了更复杂的推演，以古代文献中经常出现的地理阴阳为例，那时的古人主要生活在中原黄河流域，尤其是中下游一带，在北回归线以北，终年不会有太阳直射，所以当一座大山隔开两个地方，山南的一侧就可以被太阳照到，俗称"阳坡"；山北接受的太阳照射少，就成了"阴坡"。在更北一些的地方，山的北面甚至是常年积雪。

由于中国的地形是西北高东南低，加上地球自转偏向力的影响，向东南方流的河流容易冲刷右岸，形成相对较大的岸差，南边地势更显得低湿，所以河流的南边就是阴岸，而北边是阳岸。

北回归线：北半球太阳光线能够直射到的最北位置，北回归线以北没有阳光直射。

自转偏向力：地球上水平运动的物体，无论朝着哪个方向运动，都会发生偏向，在北半球向右偏，在南半球向左偏，这种现象就是地球自转偏向力的直观表现。

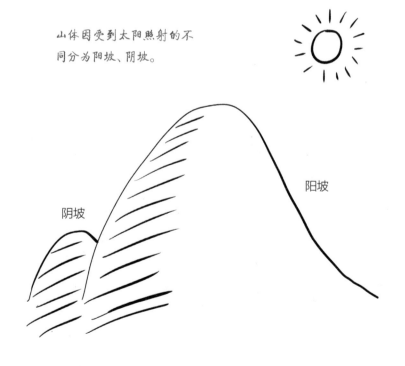

山体因受到太阳照射的不同分为阳坡、阴坡。

阴坡

阳坡

山的阴阳

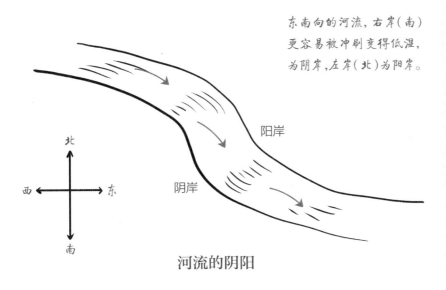

东南向的河流，右岸（南）更容易被冲刷变得低湿，为阴岸，左岸（北）为阳岸。

阳岸

阴岸

北

西　东

南

河流的阴阳

人体阴阳的界定

《道德经》说："道生一，一生二，二生三，三生万物。万物负阴而抱阳，冲气以为和。"这句话就是人类对自然现象、规律的高度总结概括，人体的阴阳，也是按照上述逻辑推导而来的，并且有着实质性的存在和使用价值。阴，在中医里经常讲作阴液、阴血，多形容的是有实体、实质的东西；阳，被称作阳气，多是无形但有能量、有功能的东西。

为什么负阴？因为万物有形，存在必须依赖实质的形体，例如人体是由碳水化合物、脂肪、蛋白质等物质组成的。为什么要抱阳？因为生物这样的复杂系统必须依赖外界的能量输入，才能维持系统的存在。而且系统内部必须要有活动，要有功能划分才能成为复杂系统。需要外界能量输入，是抱阳这一需求的体现；要有功能划分，就是阳气作用的体现。

《道德经》：道家哲学思想的代表作，记录了春秋晚期思想家老子的学说。

中医必背

夫阴阳者，数之可十，推之可百，数之可千，推之可万。

《素问·阴阳离合论》

说明世间万事万物都可以分出阴阳，阴阳之中可再分阴阳，乃至无穷无尽，阴阳是适用于一切的规律。

人体上下分阴阳，以腰为界，腰以上为阳，以下为阴。头为诸阳之会，有阳气本性升清、阴气本性沉浊的意思在里面。

人体前后分阴阳，腹为阴，背为阳，因为重要器官都在正面的胸腔腹腔，需要保护，所以人在寒冷、危险的时候会下意识蜷缩身体以保护腹部阴柔的内脏。后背较坚实的肌肉和骨骼属阳，能保护身体，和阳气的防御功能意义一致。

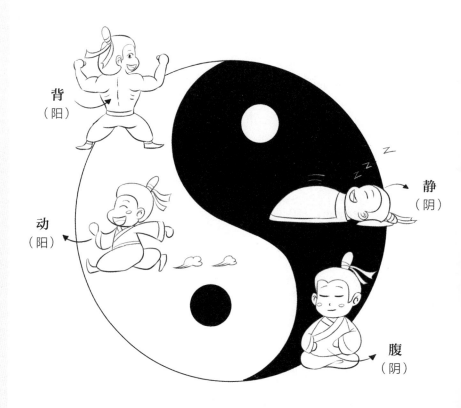

人体的阴阳

中医必背

言人身之阴阳，则背为阳，腹为阴。

《素问·金匮真言论》

古人在田间劳作时，面朝黄土背朝天，背部是被阳光照射的一面，所以属阳，相对的腹部属阴。养好背部可提升阳气，增强人体正气。春夏季节，让背部多晒太阳，可吸收天地阳气，增强体质。冬季常晒后背，还可祛除寒冷湿气。

人体脏腑分阴阳，心、肝、脾、肺、肾五脏，具有贮藏人体的精气，藏而不外泄的功能，故为阴；胃、胆、大肠、小肠、三焦、膀胱六腑皆为空腔器官，特点是消化传导饮食(水谷)，将重浊的残渣废液排出体外，重点在于传送而不是贮藏，故为阳。五脏满而不实，六腑实而不满，看似绕口，其实界限明确。

总而言之，身体的阴阳不是凭想象随手安排，而是古人在和自然的大量斗争中形成的智慧产物。只是年代隔得久了，我们都认识不到其中的智慧罢了。

阴阳学说的基本内容

首先，阴阳是对立斗争的。水火不容，一个成语就把所有的意思说明白了。《类经附翼·医易》中"动极者镇之以静，阴亢者胜之以阳"说的就是阴阳之间对立制约的意思。

其次，阴阳是相互依存的。每一方的存在都以另一方的存在为条件。如果一方不存在，另一方也就消亡了。正如，没有上，就没有相对的下；没有热，就没有相对的寒。在人体也是这样，没有血肉，就不会有功能；没有功能，血肉也就很快腐败消失。

最后，阴阳是消长转化的。在阴阳相互制约的过程中，如果一方太盛，就会导致另一方偏衰，因此双方在互动中要保持相对的平衡。《九阴真经》开篇第一句话引自《道德经》"天之道，损有余而补不足"，说的就是这个意思。大自然里，不论是一年还是一天，变化也都符合阴阳彼此消长的规律：上半年（或下半夜到中午）气温逐渐升高，万物逐渐生发、茂盛，阳长阴消；下半年（或下午到上半夜）气温逐渐降低，万物活动逐渐收敛，阳消阴长。人体的阴阳之气，也与自然之气相通。

水谷：水液和谷物等饮食的统称，由脾胃负责运化、输送到身体各个部位，是人体后天营养的全部来源。

满：指精气的充满。

实：指水谷的充实。

《类经附翼·医易》：医经著作，共4卷，明代张介宾撰。《医易》为第1卷。

《九阴真经》：金庸小说中虚构的武学秘籍，威力无穷。其主要内容是金庸先生根据道家养生经文编写而成。

✍ 阴阳理论的进阶——阴阳的开阖枢

如果只给人体的五脏六腑简单地划分一个阴阳，那么未免也太小瞧中医的阴阳理论了。阴阳在人体不同的层面，还分别起到了不同的作用。简而言之，就是开、阖（hé）、枢。什么是开阖枢？宛如一扇门，门有两种状态，开和关（阖）。开关的控制还需要一个门轴，就是枢。阴阳的变化就和门的开关一样。阳有自己的开阖枢，阴也有。三阳中，**太阳为开、阳明为阖、少阳为枢**。三阴中，**太阴为开、厥阴为阖、少阴为枢**。为什么要出现这个理论？因为阴阳是在不断发展变化之中的，不免要涉及阴阳的程度问题，说白了，就是要给阴阳定量。

先说阳。"太阳为开"指的是，阳气逐渐升发释放的过程。在自然界就表现为春夏，万物逐渐萌发生长。在人体，阳气方方面面的作用，就得到充分发挥。但是，太阳老是开着，阳气总处于升发释放的状态，宛如人一直工作不睡觉，那肯定是不行的，所以开到一定的时候，就需要一个将门逐渐关闭的机制，使太阳的工作过程缓慢、停止下来。即从升发转到收降，从出转到入，从浮转到沉，从外表往内里走，这个就是"阳明为阖"。而一开一阖，要靠少阳枢机的转动作用。

再说阴。在外工作了一天的阴气要回家，家门一定得打开，不能将阴气拒之门外，保证这个过程就需要"太阴为开"的功能。所以，太阴为开启动后，阴气就慢慢进入收藏休养的状态。与三阳的道理一样，阴气能不能老是待在家里不出去呢？当然不能，早上还是要出门上班的，所以，收藏到一定的程度后，收藏的门户要慢慢关闭，这个关闭就要落实到"厥阴为阖"。少阴在当中起到枢转开阖的作用，这是三阴的关系。

开、阖、枢：控制人体六经经气运行的开关，阳经运行的时间，将门打开，使得经脉阳气充沛，运行顺畅，随着时间的推移，门慢慢合上，阳气逐渐减少，与此同时，阴经的门开始打开，阴经开始运行，阴气渐盛，然后逐渐转至衰弱，减少到一定程度，阳经又接替阴经开始运转，周而复始。

为什么说这是对阴阳的定量呢？因为三阴、三阳在开阖的过程中，就显示出了阴阳变化的状态，描述出这个状态，就是对阴阳的定量。

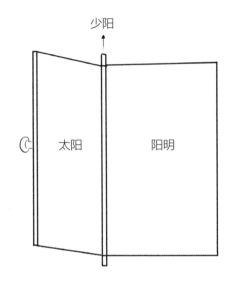

门的开关、门轴和三阳的开阖枢相对应

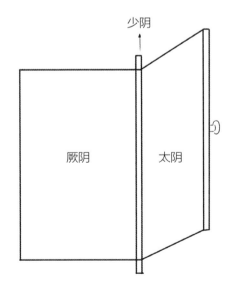

门的开关、门轴和三阴的开阖枢相对应

中医必背

太阳为开，阳明为阖，少阳为枢；太阴为开，厥阴为阖，少阴为枢。

《灵枢·根结》

三阳经、三阴经有各自的开阖枢，同样这也是疾病传变的顺序，太阳在表，常常是疾病最先最易侵犯的经络，然后传于阳明经、少阳经。

☯ 人体阴阳的作用

看似抽象的阴阳理论，实际上是在对人体这个大黑箱的功能进行概括描述。所以明白了阴阳在人体代表了什么，就能明白人体是怎么工作的。

首先，阴阳概括了人体的生理功能。正常的生命活动离不开正常的新陈代谢，这是一个系统内物质和功能协调合作的结果。物质和功能的关系就是阴和阳的关系：一方面，营养物质是产生功能的基础，而功能活动又是营养物质在体内吸收、转运、排泄的动力。另一方面，产生营养物质也需要消耗能量，那么营养物质的积累就是阴长阳消；能量产生来自物质的消耗，那么功能活动就是阳长而阴消。

其次，阴阳概括了人体的病理变化。阴阳对立统一的协调关系遭到破坏后，疾病就产生了。平衡被进一步破坏，阴阳的比例严重失调，就会产生更加严重的后果，生命就会受到威胁。

还是要用系统的眼光看待人体疾病的发生。例如，当外界的刺激如风寒封闭肌表和汗孔，内里的热积滞，身体内邪热太盛，这就是阳长，阴液势必随之而虚，就会产生这样的症状：口渴、小便短少、面红、大便干结等。但根本问题是邪热在里，所以在干预调节时，只需要把外界的刺激去除掉就可以了，可以用寒凉药物清除掉暑热，或者用祛风寒的药物解除肌表的封闭，同时用寒凉药物清除身体里的郁热，干扰平衡的外界刺激没有了，身体就能自动恢复平衡。

阴长阳消，阳长而阴消：长而不偏盛，消而不偏衰，是阴阳此消彼长的平衡。人体也有阴长阳消的过程，随着年纪的增长，人体阳气渐渐衰微，阴气渐盛，直至衰亡。所以养生就是养阳气，阳气越旺盛，人就越年轻。

风寒封闭肌表和汗孔：常表现为无汗、恶寒发热，是风寒感冒最早期的症状。

临床上一些慢性肾炎患者,他们会出现身上冷,无力,下肢水肿等症状。这是因为内里的阳气不足,阳消则阴长,功能不足则系统内的代谢垃圾就会积累并堆积,进一步影响身体的机能。阳虚阴盛产生内寒,治疗时应补充阳气,当身体的功能得到药物或者其他外界刺激的帮助,调整过来的阳气就会像一支有战斗力的军队,将系统中的垃圾统统清扫出去,于是系统又会恢复平衡。

身体的变化是不是就是一个平衡反应?和高中学习的勒夏特列原理是不是很类似?中医治疗,其实就是干预阴阳体系平衡的手段。

阳虚阴盛:阳气虚不能制约阴气,故阴偏盛的病理状态,常见于肾阳虚导致的四肢冷、尿频、水肿等症。此类人养生应以养阳气为主,多吃韭菜、羊肉、龙眼、生姜等温热性食物。

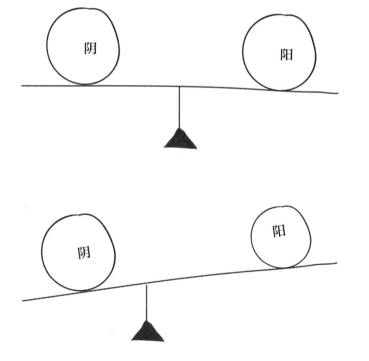

勒夏特列原理:又称化学平衡移动原理,是指如果改变影响平衡的因素,平衡就会被破坏,并向重新平衡的方向移动。

勒夏特列原理

中医必背

血虚则无以养心，心虚则神不守舍。

《景岳全书》

这句话讲的是心主血主神志，劳神过度，容易耗伤心血，造成心血虚。心血虚便不能养心神，就会出现失眠多梦、心悸、健忘等神不守舍的症状。

阴阳在诊断和治疗中的作用

疾病的种类以及每个患者的特点都不一样，怎么才能用阴阳理论很好地概括呢？中医抓住八个字，叫作"八纲辨证"：阴阳、寒热、表里、虚实。其中阴阳是对整个八纲的概括，寒、里、虚属于阴，热、表、实属于阳。

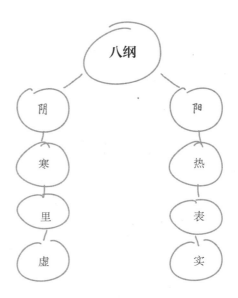

八纲中的阴阳

首先要抓住总体的阴阳，这样才能认清楚疾病的本质，做到执简驭繁。《素问·阴阳应象大论》说："善诊者，察色按脉，先别阴阳。"总体把握疾病的特点，是治疗时不至于手足无措的关键。

阴阳也是识别病人体质的一把利器。2009年4月，中华中医药学会通过两万余例流行病学的调查分析，应用流行病学、免疫学、分子生物学、遗传学、数理统计学等多学科交叉方法，经反复论证，制定发布了《中医体质分类与判定标准》。该标准将中国人的体质划分为9种不同的类型，即**平和体质、气虚体质、阳虚体质、阴虚体质、痰湿体质、湿热体质、血瘀体质、气郁体质以及特禀体质**，每种体质都有一套固定的判定标准。这里面有没有阴阳？当然有。

将阴阳用于疾病的治疗，不仅是为诊断确立疾病变化的方向，也是选择治疗药物的指导原则。相对应于寒、热、温、凉、平的气候和人体变化，药物也有酸、苦、甘、辛、咸、平等不同特性，以适应身体产生的各种偏差。如寒凉、滋润的药物属阴，大黄、黄连等即是；温热、燥烈的药物属阳，附子、干姜等即是。

阴阳是一个大致的分类体系，是对客观世界规律与联系的总结。阴阳是人类简化世界的工具，帮助人类总结出这层因果关系，人类才能更有安全感、更可靠地驾驭这个世界。

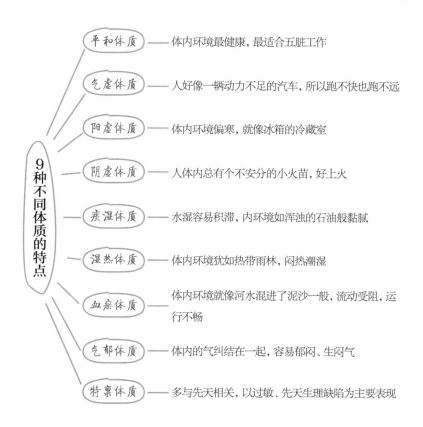

平和体质——体内环境最健康，最适合五脏工作

气虚体质——人好像一辆动力不足的汽车，所以跑不快也跑不远

阳虚体质——体内环境偏寒，就像冰箱的冷藏室

阴虚体质——人体内总有个不安分的小火苗，好上火

痰湿体质——水湿容易积滞，内环境如浑浊的石油般黏腻

湿热体质——体内环境犹如热带雨林，闷热潮湿

血瘀体质——体内环境就像河水混进了泥沙一般，流动受阻，运行不畅

气郁体质——体内的气纠结在一起，容易郁闷、生闷气

特禀体质——多与先天相关，以过敏、先天生理缺陷为主要表现

9种不同体质的特点

第三课
五行与人体的关系

۞ 五行起源的猜测

范文澜说，阴阳学说、五行学说是中国天字第一、二号学说，可见二者的重要性。但是五行从何而来，是什么时候出现的，已无法得知。有文献记载最早对五行做出概念性介绍的，是《尚书·洪范》中的内容：

> "五行，一曰水，二曰火，三曰木，四曰金，五曰土。水曰润下，火曰炎上，木曰曲直，金曰从革，土爰稼穑。润下作咸，炎上作苦，曲直作酸，从革作辛，稼穑作甘。"

现在都认为五行是木、火、土、金、水五种基本元素，故在英语翻译时更多译作five elements。这应该是认识上的一种倒退。"行"，其实表述的是五种运动状态，是顺天行气的意思，历朝历代在解释"行"时都是如此，例如隋唐孔颖达在注释《尚书·洪范》时说，**"谓之行者，若在天五气流行，在地世所行用也"**。五行就是为了描述天地不同时间的状态以及变化，和阴阳的来源是一致的。

我们都知道，**太极生两仪，两仪生四象**。什么是太极、两仪和四象？"太极"是派生万物的本源。"两仪"主要指阴阳。"四象"是春、夏、秋、冬四时。古人认为，四时等变化是由阴阳两种势力

范文澜：字仲云，1893年生，浙江绍兴人。中国现代历史学家，著有《中国近代史》《文心雕龙注》。

土爰稼穑：前面四行都说"曰"，此处说"爰"，爰就是曰，是故意用另外一种说法来强调，可见土最为重要。土的功能是稼穑，稼是种庄稼，穑是收庄稼。土居于中位，可以承载四方，起了一个生化、滋养的作用。

相互作用而产生的。在天文学上，"四象"是古人表示天空东、西、南、北四大区星象的四种动物，即东方青龙、南方朱雀、西方白虎、北方玄武。而研究四大区里的星宿是古人一项重要的工作。

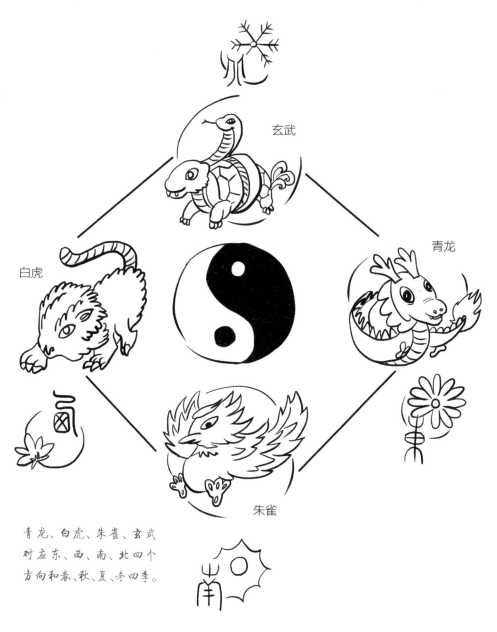

青龙、白虎、朱雀、玄武对应东、西、南、北四个方向和春、秋、夏、冬四季。

四象与四方、四季的对应关系

那古人为什么要研究这个？古代的祭司、司天监都是干的这个活，因为这个部门有着重要的使命。

> 圣人慎守日月之数，以察星辰之行，以序四时之顺逆，谓之历。
>
> ——《大戴礼记·曾子天圆》

没错！古人研究天文、历法，是为了摸清楚天地星辰的规律，然后以此为准则，来指导自身的生活作息、生产、行政。道理很简单，这些准则既然符合大自然的规律，那么必然也能通过大自然的力量影响到人身上。

五行在中医学的应用

五行和五脏的关系

五行，归根结底描述的是运动的状态，大自然天时的变化，植物的生长、人类的农业活动受其影响，有生、长、化、收、藏的状态变化。人一辈子同样如此，生长发育、年老体衰也是符合这个变化规律的。

五行和五脏也有其对应关系，心阳有温煦的作用，不言而喻对应火；肝有升发、发散、疏泄的作用，这是木的特点；脾帮助胃消化水谷，运送精微，为气血生化之源，和土的功能一致；肺主气机的升降，尤其是肺气本身应当是降的，而金有肃杀、收敛的特点，和肺的特点一致；肾主藏精，精气中有水，维持着生命活动的全过程，能润养万物，故和水的特性一致。

①生：春生，生命在春季复苏。

②长：夏长，生命于夏季蓬勃生长。

③化：长夏化，生命在长夏最容易发生变化。

④收：秋收，生命在秋季逐渐收敛、平静。

⑤藏：冬藏，生命在冬季蛰伏。

需要强调的是，这里对五脏功能的描述，仅仅是对各系统功能的一种划分，与实体的脏器可以说毫无关联。当西方医学传入我国，对具体解剖脏腑的名词进行翻译时，参照了我国传统的五脏名词，其中有些翻译并不是十分恰当，例如西医的脾是免疫器官，而中医的脾却代表着消化的功能，二者风马牛不相及；肾在解剖上是过滤尿液的器官，但在中医概念里，却和解剖学上的生殖器官以及其他一些主导内分泌的器官更接近。这些对于不懂医学的人来说，是不那么容易区别开来的。

西医	中医
心脏（循环系统）	心（循环系统、神经系统）
肝脏（消化系统）	肝（消化系统、神经系统、循环系统）
脾脏（淋巴系统）	脾（消化系统、免疫系统、循环系统）
肺脏（呼吸系统）	肺（呼吸系统、淋巴系统）
肾脏（泌尿系统）	肾（内分泌系统、生殖系统）

中西医五脏的对应关系

五行的相生相克关系与运用

一旦确立了五脏和五行的对应关系，五脏子系统之间的关系也就出来了，一个子系统（一脏）能够对另一个子系统有着**促进、助长和滋生**的作用就是相生，如木生火、火生土、土生金、金生水、水生木的循环。这里更加能够看出来，五行是对气的功能、运动特征的抽象概括，不然金怎么就无缘无故能生出水来呢？难道是把金属融化了？那也不是水啊。但是从气机的角度讲，阳气被肺脏收敛起来，下一步自然就要藏起来以休养积蓄阳气，这和肾脏藏精的功能很吻合。

中医必背

六腑者，传化物而不藏，故实而不能满。

《素问·五藏别论》

六腑是传导水谷糟粕等有形物质的器官，是人体的传送带，所以六腑以通为顺，不通则会出现便秘、胃胀等病症。

肾脏藏精：肾脏储藏了人体最精华、最重要的生命物质，所以养肾就是养人体的根本。

一个子系统对另一子系统同时也有**制约、克服和抑制**的作用，这就是相克，如木克土、土克水、水克火、火克金、金克木。同样如果持元素说的态度，火不是也克木吗？但从气机的角度，一个向上向外的气机只会助长另一个向上向外的气机，木能生火（木生火），火又能克制住金（火克金），金被克制也就不能过分克木了（金克木）。这样五行就能处在相对平衡的状态，中医上称之为"制化"。

制化：五行的克制、化生，生中有克，克中有生，才能维持五行的相对平衡协调。

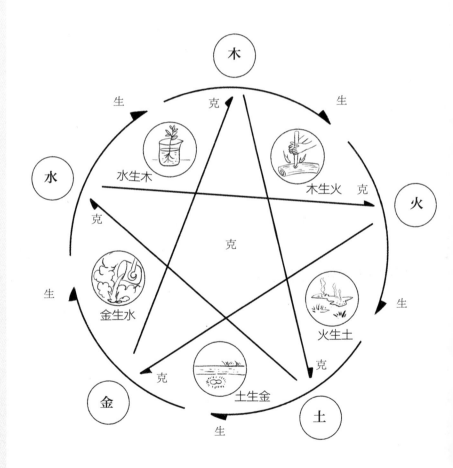

五行相生相克规律

> 木，五行之始也；水，五行之终也；土，五行之中也，此其天次之序也。
>
> ——《春秋繁露·五行之义》
>
> 木得金而伐，火得水而灭，土得木而<u>达</u>，金得火而缺，水得土而绝。万物尽然，不可胜竭。
>
> ——《素问·宝命全形论》

达：贯穿的意思。树木生长的根系将土壤贯穿，是木对土最直观的克制。

这显然是一种规律相对稳定，子系统协作制约的结构联系。同时，这个内部结构联系还有以下**两个特点**。

首先，每个子系统都有其不可替代性，一个子系统出了过亢或过衰的故障，连带着每一个子系统都要接二连三地出问题。

其次，生克关系又是单向不可逆的，这点具有深刻的合理性。就像宇宙间普遍存在的，依赖于时间的不可逆过程。

五行不但有正常生克胜复的调节，还有在外界因素影响下产生的反常的相克。

相乘，是正常相克关系遭到破坏后的过度克伐，这里的过度克伐有两种情况：一是被克方自身力量过于薄弱，力量正常的克制方乘其弱小，产生过分的克伐；二是克制方过于亢盛、不受制约，对力量正常的被克方产生过分克伐。可以看出，相乘是不平衡、以强凌弱的关系。

相侮，也叫反侮、反克。也是两种情况：一是被克方力量极盛，反而去欺侮克制自己的一方；二是克制方本身力量薄弱，反而被力量正常的被克方给克伐了，即反客为主。需要注意的是，相乘、相侮往往会同时发生，这是因为一个子系统因为外界干扰变得过强或过弱会产生连锁反应。比如金克木，金的力量极盛，就会对木过分克伐，即相乘；同时金也会反过来欺侮生它的土，就是相侮。

相乘（水克火）

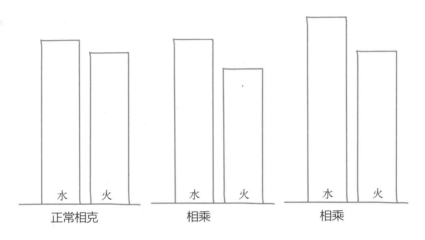

相侮（水克火）

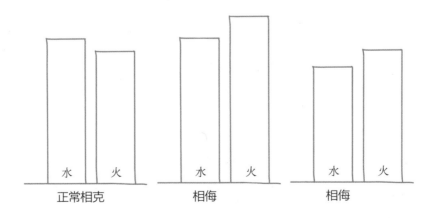

相乘、相侮

对应到人体上来，就是脏腑机能在互相支持扶助，同时也在互相制约克制，这在疾病发生时尤为明显。根据黑箱理论，系统内部出了问题会表现在外，换作中医的语言就是：

> 视其外应，以知其内脏，则知所病矣。
>
> ——《灵枢·本藏》

人体内脏的病变或相互关系的异常，一般都能从神色、光泽、形态、声音、口味、舌苔、脉象以及一系列自觉症状如疼痛、瘙痒、无力等方面反映出来。如面见青色、喜食酸味、两胁胀痛、脉弦，即说明是肝脏的问题；面见红色、口苦、尿黄短急痛、舌尖红或碎痛、脉洪数，即可诊断为心火亢盛；而肝旺克脾的患者，则会有面色青黄、口泛酸水、脉象弦弱等一系列症状。

用五行理论发现了脏腑的问题，就可以顺水推舟去解决问题，甚至还能预料到疾病的发展方向，提前做好应对准备。例如：

> 见肝之病，知肝传脾，当先实脾。
>
> ——《金匮要略》

见肝之病，知肝传脾，当先实脾：肝脏有病，因肝(木)对脾(土)有天然的克制关系，就知道马上要传给脾了，此时应强健脾胃，以防传变。脾胃不伤，则肝病不易向他脏传变，且肝病也容易痊愈。临床上一般有肝病的病人，会同时出现腹胀、大便溏薄、精神倦怠等脾胃系统出问题的症状。

中医利用五行的生化和克制规律，总结出了一系列治疗方法，利用五行相生的有滋水涵木法、金水相生法、培土生金法等；利用五行相克的有抑木扶土法、培土制水法、佐金平木法、泻南补北法等方法。其中的道理也很简单，水能生木，于是发现肝(木)阴不足时就补肾(水)来滋养肝(木)；因土能克水，于是发现肾中水湿太盛时就用补脾(土)的方法来清除水湿。

泻南补北法：又称泻火补水法，泻心火滋肾水，因为心火五行属火，与南方相对应，肾五行属水，与北方相对应。运用于肾阴不足，心火偏亢的心肾不交之症。

☙ 不可思议的五行治病方法

以木克土治失眠

古人具有运用五行治病的思维，在治疗时匠心独运，不可谓不神奇，说出来也颇为有趣。下面说一个治疗案例以飨读者。

> 一富人家的媳妇，因为思虑太过，几乎两年不怎么睡觉，好多医生都认为无药可救。她的丈夫求当时的名医张子和给看看。张子和问了病人的情况，又搭完脉，发现两手的脉都搏动缓慢，就诊断为长期思虑伤脾导致的失眠。于是就和病人丈夫商量用激怒的治法，以情绪治疗情绪病。征得同意后，张子和就住在这户人家里，每天好酒好肉吃着，隔三岔五要点红包诊费，但就是不开一张处方，态度还傲慢得很。病人怒从心中起，大发了一场脾气，当时就出了一身大汗，当天夜里就困倦得不得了，昏沉沉睡去，不知不觉间睡了八九日才醒过来。从此不再失眠，食欲渐长，脉象也变得平和了。

张子和：名从正，字子和，是金元时期的四大名医之一，著有《儒门事亲》。

这其中有什么道理？中医五行里说**脾对应土，在情志方面对应思虑，思虑过度脾脏气机就会结滞住**，当气机结滞住了，当然就要把气机再散开、理顺，那么哪一个脏腑（子系统）具有这样的能力呢？当然是肝脏！调动肝脏升散、疏泄气机的能力把已经郁结的脾气散开，在情绪上就要使病人发怒，一怒就解决问题了！如果不告诉你这样一个推导过程，就告诉你让患者发一场脾气，就把失眠治好了，遵循的还是中医五行理论，恐怕说出来谁都不信！

脾对应土，在情志方面对应思虑，思虑过度脾脏气机就会结滞住；脾在志为思，思虑过度会伤脾，所以平常用脑较多、思考思虑过多的人群应注意养脾。

肺病应该怎么治

再说一例，老年人很容易得一种病，突出症状就是轻则走路气短，重则爬楼就喘，这种病叫作慢性阻塞性肺疾病（简称慢阻肺），发展严重了就会产生肺动脉高压乃至肺源性心脏病。

西医认为这是病人的气道出现了不可逆的阻塞，管径变得狭窄导致的，一开始还只是呼吸不畅，所以产生气短的感觉，随着病情发展，气道弹性逐渐减退，肺部也遭殃，产生了没有呼吸能力的肺部气肿、大泡。这个时候西医能做的，只有使用支气管扩张剂让气道稍微舒张开一些，气道炎症反复出现急性加重，只能抗感染、化痰、平喘，帮助患者度过急性加重期，之后反复炎症，气道进一步阻塞，毫无他法。

①肺动脉高压：肺动脉压力过高，可出现呼吸困难、乏力、晕厥、心绞痛等症状。

②肺源性心脏病：简称肺心病，是肺动脉高压引起的心脏病，以呼吸衰竭为主要表现。

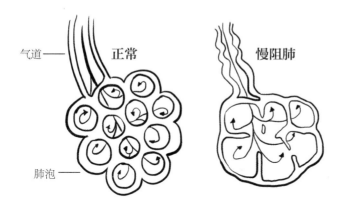

气道 —— **正常**　　**慢阻肺**

肺泡 ——

慢阻肺的病理变化

中医看待和解决这个问题时，用的是五行学说。当这个病出现初期的症状时，中医认为肺这个子系统表现出了自身能量不足的状况，身体免疫力低下、呼吸气短，都是肺气不足导致的，所以给予补肺气的治疗手段就可以了。

发展到中期，因为长期气机不畅，一个子系统的问题会影响到其他子系统，于是人会变得没有精神，吃饭也没有胃口，中医认为这是"子盗母气"，被生的子系统的问题容易传递到生它的子系统那里，就像儿子不学好，要负责任的都是家里父母一般。

到了肺病这里，就是脾胃功能出现了紊乱。话说发展到这个阶段仍然不打紧，补土生金，调整患者的脾胃消化功能，肺部的能量不足状况也还可以改善。

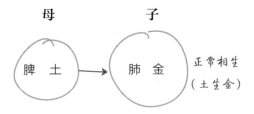

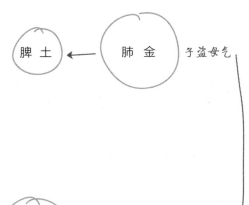

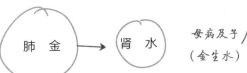

中医必背

诸气者，
皆属于肺。

《素问·五藏生成篇》

肺脏掌管人体所有的气，气病皆可从肺论治。

子盗母气：脾土为母，肺金为子，肺长期有病，会连累脾，最终导致肺脾两虚。心肝也有类似的传变关系，心为子，肝为母，心血不足，损及肝血，以致心肝血虚。

发展到晚期,在平地上走两步也会喘得不行。因为肺为气之主,肾为气之根,肺主出气,肾主纳气,气之根也被消耗到不行了。中医认为这个情况叫作"**母病及子**",这时需要用到的治法就叫"金水相生法",通过补肾的手段来缓解肺气的不足。

从慢阻肺的中西医治疗对比来看,中医看待疾病,更加注重整体系统、各个子系统之间的关系,所以能有更多不同的思路和治疗方法。而在五行的问题上,中医也不是那么死板地说五行之间的关系是怎样的,五脏之间的关系也必须是怎样的,这个五行的划分和定义,只是为了更好、更清晰地来说明子系统的功能及其之间的关系。

母病及子:肺金为母,肾水为子,肺有病,也会逐渐消耗肾的精气,导致肺肾两虚。老年人哮喘后期出现形寒肢冷、呼吸短促、尿多、水肿就是肺肾两虚的典型表现。

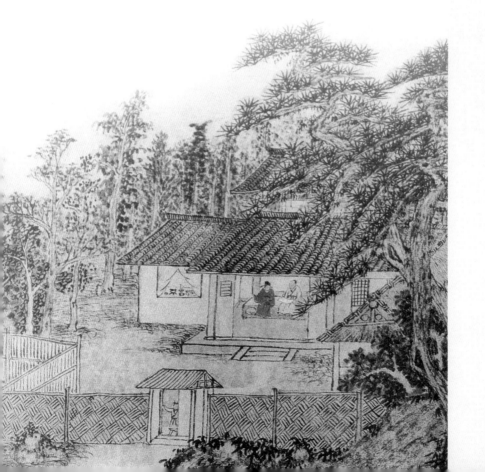

第四课
生命活动的职能部门——脏腑

脏腑：中医特有的概念，包括五脏、六腑、奇恒之腑，奇恒之腑不是饮食消化排泄的通道，但是能贮藏精气，与脏相似，包括脑、髓、骨、脉、胆、女子胞。需要注意的是，中医脏腑与西医器官不存在——对应的关系。

藏象：藏，即脏，指人体的脏腑；象，指外在的生理、病理现象。

这一课，我们开始学习脏腑的内容，中医里脏腑牵扯到一个藏（zàng）象的概念。脏器居住在人体的内部，无法从体表看到或触摸到，所以称之为"藏"，后写作"脏"，包含了五脏六腑，是构成机体的核心。"象"指表现于外的各种生理功能、现象，所以合起来叫藏象。

广义的藏象指的是：五脏，即心、肝、脾、肺、肾；六腑，包括胆、胃、大肠、小肠、三焦、膀胱；奇恒之腑，包括脑、髓、骨、脉、胆和女子胞（子宫），以及内脏与外在组织器官之间的各种关系等。而狭义的藏象就是指五脏和六腑。

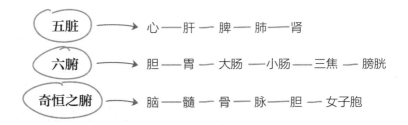

整个脏腑的概念包含以下两个方面。

一是脏腑的形态，也就是实质的器官，比如心、肝，它们的形态、大小还有部位等。

二是脏腑的生理功能，包括各个脏腑的活动，脏腑与脏腑之间、脏腑与组织器官之间以及脏腑与环境之间的关系。

在整个脏腑系统中处于核心位置的是五脏。那么，我们首先来看看五脏的基本结构和功能。

◎ 国家的君主——心

中医有一句话叫作："**心者，君主之官，神明出焉。**"这句话高度概括了心脏的基本功能。君主是古代拥有最高权力的统治者——皇帝。古人认为心在人体的生命活动中处于核心主宰的位置，在所有脏腑中处于领导地位，所以就称之为君主之官。而神明，它的意义很广泛，这里主要指心的功能表现，用现代的话来讲，就是人的精神活动，还有思想意识等，这些表现称为神明。

《黄帝内经》中对心的生理功能有两个方面的阐述：

一是**心主血脉**，我们的血液在血脉（血管）中循环，需要心脏这个输血泵的推动，心脏是整个血液循环最重要的器官。

二是**心藏神**，心脏处于全身的主导地位，是内脏十二官功能活动的领导，人的一切精神意识和生理活动都是心的功能活动的体现，所以说心脏是整个脏腑系统核心中的核心。

刚刚说的是心的基本功能。另外，心与体表，还有组织之间的联系，也延伸出了其他功能。其中有一句话叫作："**其华在面，其充在血脉。**"

"**华**"就是精华，精之外华，脏腑精气表现在外的意思，我们可以通过观察外在的表现推知脏腑气血的盛衰。比如一个人血脉旺盛，就可以看到颜面色泽红润、饱满；如果一个人血脉衰弱了，那么他的颜面色泽就会苍白、憔悴。

"**充**"是指脏腑的精气，是精气对各个部分组织充分滋养、补充的意思。刚才说心主血脉，是一身血脉循环的枢纽，也是濡养全身的关键。

心者，君主之官，神明出焉：心是五脏六腑的君主，处于主宰地位，人的精神思维活动都出于此。出自《素问·灵兰秘典论》。

《黄帝内经》：现存成书最早的一部医学典籍，也是中医学发展的理论基础和源泉。分为《素问》《灵枢》两部分，共162篇。

其华在面，其充在血脉：心的生理功能是否正常，可以显露于面部的色泽变化。心气不足，则面色发白，没有光泽，血瘀则面色青紫。

⑤ 善于打仗的将军——肝

第二个脏腑是肝，有句话叫作："**肝者，将军之官，谋虑出焉。**"古代武将，大家都知道，很多人都是性情刚强急躁，好动不好静的。

那么肝的性能呢，这个是古人在临床实践中观察到的，有的人因为大怒影响到肝的正常活动，所以说大怒伤肝。所谓谋虑就是深谋远虑、筹划对策的意思，是说肝脏有这种深谋远虑、筹划策略、防御外敌的功能，因此，我们可以体会到将军和谋虑都是形容肝的特性和肝的功能活动。但是，这里多说一句，肝的谋虑还需要胆做出一种决断。

肝的外在表现是"**其华在爪，其充在筋**"。"爪"是指手指甲、脚指甲，"筋"是指全身各种筋脉。如果肝气充足，全身上下的筋脉力量就强劲，关节屈伸就有力。如果肝血充盈，手指甲、脚指甲就会光泽红润；如果肝血不足，手指甲、脚指甲看起来就会干枯无光泽。

肝的主要功能也有两个。

一个叫作**肝主升发**，什么是升发呢？升发是指人身体内的清气，需要利用肝向上向外透发提升的功能来保证。就好比春天万物复苏，树木花草都有一种欣欣向荣，向上向外去展开、去生长的趋势。人体也是一样的，表现在肝主升发。

第二个叫作**肝主疏泄**，所谓疏泄是指疏通排泄。人的消化、气血津液顺利流通以及糟粕的排泄，都需要肝的这个功能来保持运行通畅、舒展，不出现瘀滞。

肝者，将军之官，谋虑出焉：肝脏刚强，是国家的将军，将军运筹帷幄，性格刚强，宁折不弯。所以养肝要顺着肝的脾气，不要压抑肝向上升发的趋势，具体就是要保持心情愉悦、积极豁达，忧郁、发怒都会扰乱肝气，导致疏泄失常。

中医必背

怒伤肝。

《素问·阴阳应象大论》

▼

虽然怒是肝的情志，但是怒气太过，反而会自伤。比如人在暴怒之时，肝气上逆，往往面红耳赤、头痛、眩晕，甚至吐血、晕厥。

人体后天之本——脾

脾在五行之中属土，能够承载万物。中医讲脾是人的后天之本，其重要性不言而喻，那为什么叫它后天之本？因为脾有以下几个功能。

其中有一个叫作**脾主运化**。运化是脾的重要功能之一，我们知道胃是收纳人吃进来的饮食水谷，这些饮食水谷进来之后，怎么变成精微物质输送到全身呢？靠的就是脾，有句话叫作"脾为胃行其津液也"，说的就是胃吸纳进来的食物必须经过脾的运化才能够变成精微物质——气血，输送到全身，起到营养作用。

另一个功能叫作**脾主统血**，脾能够统摄全身的血液，使血液在脉管中运行，不偏离轨道。首先，脾是个多血的脏腑，具有储存血液的功能，就像大地上的湖泊，在雨水丰沛时，能起到储存降水的作用。其次，脾气有固摄作用，前面讲了脾主运化，能化生气血，气血共同运行。如果把气比作驾车的马，那血就是马车上的货物，货物通过马车的运载，达到全身各个部位。但是马车运行不能信马由缰，偏离轨道，这就体现了脾气的作用——固摄血液，保证血液在脉管中流动，而不是四处乱窜。如果脾气的固摄作用减弱，就会出现崩漏、便血、紫癜等疾病。

脾的外在表现是，**其华在唇，其充在肌**。口唇的颜色与全身气血是否充盈有关，而脾为气血生化之源，所以口唇的色泽是否红润，不但反映全身气血的状况，而且反映脾胃运化水谷精微的功能是否正常。《素问·痿论》说"脾主身之肌肉"，这是由于脾胃为气血生化之源，全身的肌肉都需要依靠脾胃所运化的水谷精微的营养，从而发达丰满，臻于健壮。

后天之本：脾为后天各个脏腑营养的来源。所以有治病养生先调脾的说法，养好脾胃，人体才有源源不断的动力。

精微物质：指气、血、津液和水谷精微等营养物质。

紫癜：是皮下出血的一种表现，表现为皮肤上出现紫色斑痕，压之不褪色。

☙ 辅佐君主的宰相——肺

肺大家是比较熟悉的，它最重要的功能是呼吸，中医术语叫作**肺主气，司呼吸**。什么叫作肺主气呢？人身体里的气和自然界中的气有一个互相交换的过程。这个过程主要就是靠肺来完成，肺在一呼一吸间就将体内外的气进行了一次交换，所以肺是气体交换的场所。

肺还有一个功能叫作**肺朝百脉**，"朝"就是朝拜的意思，"百脉"是人体内无数的经脉。朝百脉也是一个很形象的词，前面讲到了心为君主之官，君主是要接受大臣、臣民朝拜的。但是君主不可能完成所有的政务，需要有一个官员来辅佐他，那就是——宰相，对应到人体中，辅佐心的脏腑就是肺。

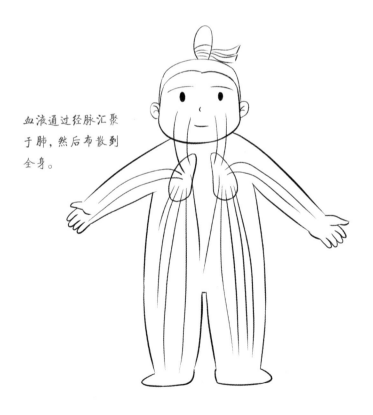

血液通过经脉汇聚于肺，然后布散到全身。

肺朝百脉

首先从位置上来讲，肺和心都处于胸腔，位置都比较高，属于脏腑里位置最高的两个脏。其次《黄帝内经》里面说："肺者，相傅之官，治节出焉。""治节"就是治理调节的意思，是指肺对其他的内脏以及气血有一定的调节作用，有协助心治理调节脏腑的意思。

肺，其华在毛，其充在皮。在生活中经常可以看到肺和皮毛的关系。比方说一个人的皮肤看起来比较干燥，没有光泽，毛发也比较稀疏，那么这种人往往就容易受风寒或者风热导致感冒、发热、咳嗽等疾病。

肺者，相傅之官，治节出焉：肺的位置很高，一人之下万人之上，是辅佐君主(心)的宰相，帮助君主治理协调五脏六腑。

☯ 人体精气的仓库——肾

《黄帝内经》里讲："**肾者，作强之官，伎巧出焉**。"所谓"作强"是指精力充沛，强于作用，"伎巧"就是精巧多能的意思。

肾的第一个功能叫作**肾藏精**，所谓藏精有两层含义。一是藏五脏六腑之精，也就是水谷精华转化成了五脏六腑的精气，储藏在肾脏。二是通过肾气和天癸的作用产生的精，藏于肾。这是人类生殖生育的物质，也就是男女交合的精气。第一层含义所说的五脏六腑之精，是来自饮食的，所以五脏六腑的精气盛，就会有多余的储存在肾里；如果五脏六腑精气不足，而肾的精气旺盛，就可以将储存在肾里的精气提供给五脏六腑。这样就形成了循环往复、生生不已的过程。而第二层含义肾藏生殖之精，是从父母那里秉承而来的，是生育繁殖的基本物质。

中医必背

肾者，主蛰，封藏之本，精之处也。

《素问·六节藏象论》

▼

肾主静不好动，对精气有闭藏作用，不使其无故流失。常用双掌摩擦后腰部，可补肾强壮，适合日常养生保健。

肾的另外一个功能叫作**肾主骨**。骨不仅仅是骨骼，因为肾能生骨髓，而骨髓通于脑，脑为髓海，肾气充盈，就能够生出骨髓，骨髓的充盈也就反过来证明了肾气的旺盛。所以一个人肾气比较充足，那么他的骨骼就会强壮有力，相应地，大脑也会聪明伶俐、灵敏、智慧。

肾还有第三个重要功能就是**肾主水**。所谓水是人体全身的津液，津液来源于水谷，也就是我们的饮食。**水液比较清澈的部分叫作津，比较浑浊的部分叫作液。**肾主管着全身上下所有津和液的代谢，比如说小便、汗液等液体。

那么肾的华和充在什么地方？我们说肾"**其华在发，其充在骨**"。头发是肾气是否充足的一个重要标志，如果一个人头发非常浓密，色泽也非常明亮，那么就说明他的肾气很充足。反之，如果看到一个人头发枯萎、稀疏，就说明这个人肾精不足、肾气亏虚。

其充在骨，肾气充盛的时候，骨骼就强壮。骨骼的一个重要标志就是牙齿，因为骨骼一般肉眼是看不到的，但是有一部分骨骼是能看到的，就是我们的牙齿，所以中医有一句经典的话叫作"**齿为骨之余**"，如果肾气充盛，骨骼强壮，那么牙齿也就比较坚硬，不易松动、脱落，老年人肾气慢慢衰竭了，就会出现牙齿脱落。

中医必背

肾主身之骨髓。

《素问·痿论》

▼

骨的生长发育以肾精为基础，骨髓为肾中精气所化。肾精充足，则骨骼坚实，强壮有力。老年人骨质脆弱，易骨折，与肾中精气不足、骨髓空虚密切相关。

齿为骨之余（牙齿是人体最坚硬的骨骼，由肾中精气充养。肾中精气充沛，牙齿坚固不容易脱落，年老肾中精气衰竭，牙齿就会松动、脱落。每日早晚各叩齿36次，可以坚固牙齿并健肾。

说完五脏，再来说六腑。六腑，是胆、胃、小肠、大肠、膀胱、三焦的总称。《黄帝内经》中说："**六腑者，传化物而不藏，故实而不能满也。**"六腑里有饮食水谷和食物残渣存在，是为"实"，但必须不断地传导变化，不能停顿积聚，是为"不藏"，否则就会形成塞满的状态。这与五脏贮藏精气，必须保持充满的"满而不实"的特点，是截然不同的。因此，中医有"**六腑以通为用，以降为顺**"的说法。

⑨ 帮助肝做决断——胆

胆是个囊性器官，与肝直接相连，附于肝的短叶间。胆与肝通过经脉的互相络属，构成表里关系。胆的主要生理功能是贮藏和排泄胆汁。胆汁，中医称为"**精汁**"，胆囊则称为"**中精之府**"。胆汁来源于肝，并且要在肝的疏泄作用下排泄而注入小肠，以促进食物的消化和吸收。

由于肝胆互为表里，肝与人的精神情绪有关，因而胆气的盛衰也会影响到精神意志、思维活动。中医有"**胆主决断**"的说法，就是指胆在精神活动中，具有判断事物、做出决定的作用。

⑨ 人体的粮仓——胃

胃，又称"胃脘"，位于腹腔上部，上接食道，下通小肠。胃的主要功能是**受纳水谷**和**腐熟水谷**。

受纳，就是接受和容纳。胃能受纳、暂存通过口腔和食道下行的饮食水谷，故胃有"太仓""水谷之海"之称。胃气必须保持通降下行的特点，才能受纳水谷。如果胃气上逆、拒不纳食，就会表现为食欲不振，甚至是呕吐呃逆、胃脘胀满、大便秘结等胃气不降的症状。

中医必背

胆者，中精之腑。

《灵枢·本输》

中精之腑，储藏清净汁液（胆汁）的地方。胆汁可以帮助消化食物。脾胃不好、食欲不振、消化不良、面色发黄的病人，一定要养胆。

太仓：古代政府积藏粮食的地方，胃是人体储藏食物的粮仓，故称。

　　容纳于胃的食物，在胃气的作用下被消磨，变为食糜，胃的这种初步消化过程，便被称为"腐熟"。食物经过胃的腐熟后下传于小肠，其精微部分通过脾的运化供养全身。因此，胃的受纳、腐熟功能必须与脾的运化功能相互配合，才能维持人体的生命活动，所以中医常将脾胃合称为"后天之本"。

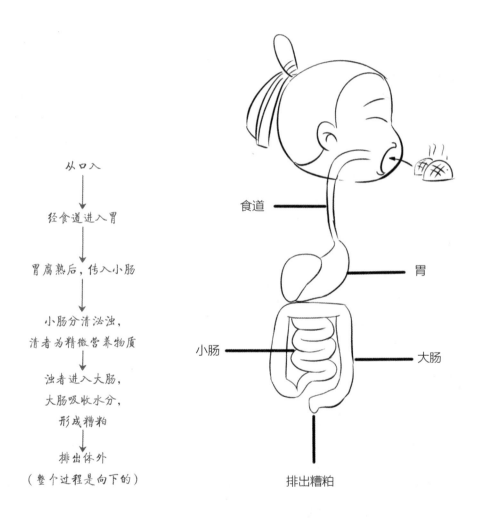

从口入

↓

经食道进入胃

↓

胃腐熟后，传入小肠

↓

小肠分清泌浊，
清者为精微营养物质

↓

浊者进入大肠，
大肠吸收水分，
形成糟粕

↓

排出体外
（整个过程是向下的）

食道

胃

小肠

大肠

排出糟粕

食物消化的过程

☯ 分清泌浊——小肠

小肠是一个相当长的管道器官，包括十二指肠、空肠和回肠。其上口在幽门处与胃相接，从而接受胃腑下传的食糜并予以盛纳，称为"受盛"。

食糜在小肠内经过进一步消化，分为清、浊两部分，这个过程叫作**"化物"**，又称为**"泌别清浊"**。其中清者，即水谷精微和津液，由小肠吸收后，再经脾气的转输，布散周身；浊者，即食物的糟粕和利用后的水液。糟粕通过"阑门"（即小肠的下口与大肠相接处）送到大肠，最终形成粪便排出体外；水液则渗入膀胱，最终作为尿液排出体外。由于小肠在吸收水谷精微的同时，也吸收大量富有营养的水液，故有**"小肠主液"**之说。

幽门：胃和十二指肠的连接口，食物从这个口进入十二指肠。

阑门：大肠、小肠交接处，犹如门户间之门栏。

☯ 传导糟粕——大肠

大肠也是一个管腔器官。在腹中呈回环叠积之状，包括结肠和直肠。大肠的上口与小肠在阑门处相接，其下端则连接肛门。大肠接受了由小肠下传的含有大量水液的食物残渣后，便将其中的水液加以吸收，使之形成粪便，再传送至大肠末端，并经肛门有节律地排出体外。由于大肠吸收的水分几无营养，故称**"大肠主津"**；大肠又将粪便向下传送，导出体外，故说大肠有**"传导"**的作用。

结肠：始于盲肠，终于直肠，分为升结肠、横结肠、降结肠和乙状结肠四部分。主要功能是吸收水液，形成粪便。

⊙ 贮存排泄尿液——膀胱

膀胱是贮存和排泄尿液的器官。膀胱呈中空有腔的囊状，居肾之下，大肠之前，并与肾通过经脉的相互络属构成表里关系。故肾中有阳气，膀胱中亦有阳气，肾主水，膀胱亦主水。人体的津液通过肺、脾、肾等脏器的作用，布散周身，发挥滋润濡养的作用。其代谢后的水液则下归于肾，传之于膀胱，由膀胱予以贮藏，再经过膀胱的气化作用分为清、浊两部分。清者，可上蒸为气，外达而为汗；浊者，则下注而为尿。

膀胱贮尿与排尿的功能，依赖肾气与膀胱之气的升降协调，肾气主上升，膀胱之气主通降。肾气之升，能促进尿液的生成并控制其排泄；膀胱之气通降，能推动尿液排出。

⊙ 全身的高速公路——三焦

三焦是六腑中找不到具体某个部位器官的腑，《类经》中说："脏腑之外，躯体之内，包罗诸脏，一腔之大腑也。"因此，在人体十二脏腑中，唯它最大，故又称"孤府"。

我们可以把三焦理解为一条通道，贯穿五脏六腑、全身上下，是元气、水谷运行的高速公路。

肾主水，膀胱亦主水：肾与膀胱互为表里，膀胱亦主水，为小便的通路，又称"水道"。

气化：泛指阴阳之气化生万物，此处专用为概括膀胱生成尿液和汗液的功能。

《类经》：医经著作，明代著名医家张介宾撰，是继隋代杨上善《太素》之后，对《黄帝内经》进行全面分类研究的又一著作。

包罗诸脏：三焦看不见摸不着，不属于哪个器官，是包容五脏的一个大腑。

上焦 → 位于胸腔，将水谷精气布散到全身，以滋润灌溉肌肤、筋骨、腠理，好似自然界的雾露一样。

中焦 → 位于肚脐以上、膈以下，形容脾胃对饮食的腐熟、消化作用。

下焦 → 位于肚脐以下的下腹部，形容水液不断向下流通，向外排泄的状态。

三焦的主要功能有两个。

一是**通行元气，总司人体气化**。元气发源于肾，但必须借三焦的通路，敷布周身，从而激发、推动各脏腑组织器官的功能活动。

二是**水谷运行的道路**。主要指水液的通行道路。人体水液的消化吸收、输布与排泄，是由许多脏腑共同完成的一个复杂的生理过程。在这个生理过程中，三焦也发挥了作用——促进水液代谢。所以《黄帝内经》中有句话叫："**三焦者，决渎之官，水道出焉。**"

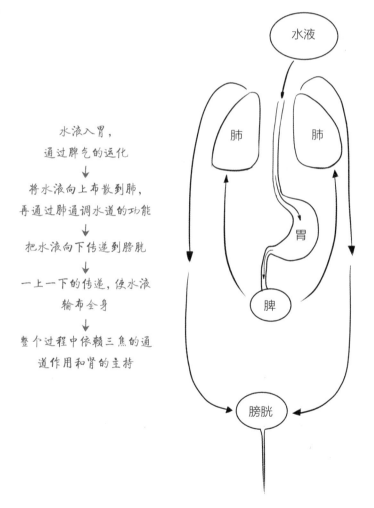

水液入胃，
通过脾气的运化
↓
将水液向上布散到肺，
再通过肺通调水道的功能
↓
把水液向下传递到膀胱
↓
一上一下的传递，使水液
输布全身
↓
整个过程中依赖三焦的通
道作用和肾的主持

人体水液代谢的过程

第五课
生命的基本物质——气血精津液

古希腊的一些哲学家认为整个世界是由气、水、火、土这四种元素组成的，人体亦然。而在中国，古代先贤将世界万物归纳进木、火、土、金、水这五行，并认为气、血、精、津、液是构成人体生命的基本物质。

中国的古人认为世界万物皆有其阴阳属性，虽然构成人体的一些精微物质很细小，可能我们看不到，但是它的一些基本属性，我们还是需要了解的。

如果根据阴阳属性来划分这些基本物质，那么属于阳这一属性的主要特点是灵动、活泼，能够推动人体整个生命活动的运行，比如我们经常说的气。而属性属于阴的特点是静止，相对于阳来说是厚重的，在人体的生命过程中起到滋养维系的作用，比如我们常说的血、精、津、液。

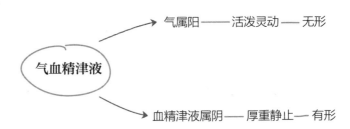

气血精津液　⟶　气属阳　—— 活泼灵动 —— 无形

气血精津液　⟶　血精津液属阴 —— 厚重静止 —— 有形

而从形态上区分这些基本物质，可以把它们分为有形的和无形的两类。比如气，气本身是真真实实存在的，但是它又看不见摸不着，相对来说是无形的。

从"精"开始

"精"在整个中医范畴中，有多种解释，可以是我们现在所讲的构成人体的基本物质，也可以从精气神、精神方面去讲。

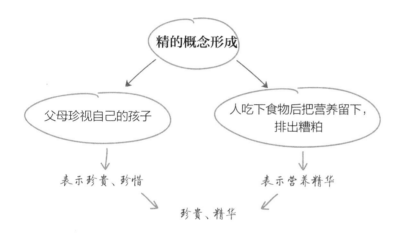

单单从基本物质上开始讲的话，"精"最原始的含义是在人体繁衍过程中，从父母那里秉承而来的一种生殖之精。而如何去理解精呢？我认为精是人们在长期的生活或者是实践活动中抽象出来的一个概念。人们在长期的生活实践中发现，粮食在人体的运化过程中，其营养被存留在人体内，没有营养的糟粕被排出体外。正如父母视自己子女为掌中之宝，都想给子女最好的东西。正是通过这种实践活动以及对社会现象的观察，最后总结出用"精"来表示珍贵、精华这个概念，所以说"精"是最具有营养以及最本源的一种物质。

生殖之精：男女生殖功能的基本物质，具有繁衍后代的能力，并与生长、发育和衰老等自然规律相关。肾精充足，则生殖能力强；肾精不足，就会影响生殖能力。

回归到中医上面的精，分为先天之精和后天之精。

先天之精就是之前所说的最原始的含义，具有繁衍后代能力的基本物质，来源于父母，主要藏于肾。**后天之精**就是人体后天摄入的水谷所产生的一些基本精微物质，一方面可以为人体的脏腑补充营养，另一方面可以继续充实先天之精，满足人体生长发育的需要。

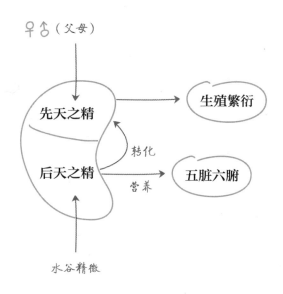

精的生成与转化

天癸：指肾中精气充盈到一定程度，化生为具有促进人体生殖器官成熟、月经产生、维持生殖功能的精微物质。女子天癸至，月经来潮，男子天癸至，发育成熟，能繁育后代。

精发挥作用与人体的生、长、化、收、藏密不可分。在繁衍生命这一方面，精气可以类比现代医学中的遗传物质，生殖之精（先天之精）通过父母传递到新的生命个体当中，这个个体生长发育到一定的年龄，就会产生一种叫天癸的物质，这个物质使人具有繁衍生殖的能力，然后继续传递生殖之精。这是精的生长。精气充盛，人体才能够不断地生长发育，并且达到成熟。

先天之精到达顶峰后,就开始衰减,人体也从青壮年走向老年。这是因为精气在生命过程中不断地转化为其他的生命物质,以供人体消耗。举个例子:**肝肾同源(乙癸同源)**,我们都知道肾藏精,肝藏血,精气可化生血液,肾中精气充盈,则肝有所养,血有所充;而肝储藏血液功能正常,血量充足,则肾有所藏,精气充沛。所以说肝肾同源,**本质上是精血同源**,这部分应该属于生长化收藏中的"化"这一方面。

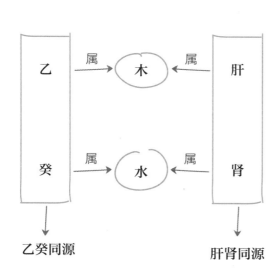

乙癸同源　　　　　　　　肝肾同源

关于收、藏这两方面,一方面是精化生为髓,储存于骨或脑之中,另一方面就是精还可以濡养各个脏腑,使脏腑组织的生理功能能够正常发挥。如果肾气充足,人体精力也会比较充沛;肾气不足,就会精神恍惚或者散漫,难以集中注意力。同时筋脉、脏腑、骨骼就会失于濡养,引起一些疾病,比如关节、骨骼疼痛,关节的退行性改变等。

中医必背

东方之木,无虚不可补,补肾即所以补肝。

《医宗必读》

▶ 讲的是肝肾同源,所以在治疗上也要肝肾同治。人老肾先衰,肾衰则累及肝。肝肾的衰老是人体脏腑衰老的开始,延缓衰老就要肝肾同补,比如六味地黄丸、滋补肝肾丸、左归丸等,都是滋阴补肾、养血柔肝的药方。

🌀 你需要知道的几个气

气的组成，大体和精相似，分为先天之气和后天之气。先天之气是从父母那里得来的最基本的气，藏于肾中。而后天之气包括来自脾胃运化水谷产生的水谷精气和通过肺吸入的天然清气。肾中先天之气有限且不能轻易动用，所以人体后天的生命活动几乎全仰仗水谷精气，不管是元气、宗气还是营气、卫气，都需要水谷精气的无私奉献，所以**脾胃是所有气的来源，是人的后天之本**。

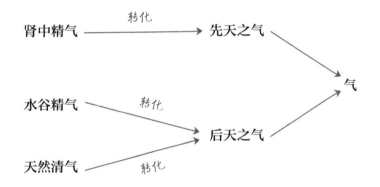

气的来源

人体到底有多少种气？

第一个是**元气**，又名"原气"。元气是人体最根本以及最重要的一个气，它是人体整个生命活动的原动力，通常元气包括元阴、元阳。元气主要是发于肾，然后以三焦为整个通路，循行并且布散于全身。它和精一样贯穿于整个人体的生长、生理活动当中，是体现人体先天体质好坏的重要指标。比方说有些孩子刚生下来就比较弱小，发育也比较迟缓，就是因为先天元气不足。

中医必背

《难经·六十六难》

三焦者，原气之别使也。

三焦为元气通行全身的通道，理当畅通无阻。三焦不通，是中老年人常见病、慢性病、久治不愈顽固病的总病根。打通三焦经最简单的办法就是每天晚上睡觉之前用左手从右边肩膀开始，沿着胳膊外侧的三焦经行走路线，往下拍打。动作快慢一致，一直拍打到手腕。

它的主要生理功能是推动、激发各个脏腑、经络的正常运作以及调控人体的生长发育。应该说元气是肾中精气即肾气所化，肾气充盈，整个机体才有活力，才能够有生殖能力。

元气：每天按摩气海、膻中、足三里各5分钟，可大补元气，这可以作为中老年人养生保健的基本方法，常按摩，能强身健体、祛病延年。

肾中精气 → 元气 → 推动激发脏腑功能 → 生命原动力
元气 → 调控生长发育 → 生命原动力

元气的来源和功能

下一个是**宗气**，宗气是积聚在胸中的气，是混合的气，由肺吸入的**自然界清气**和脾胃运化的**水谷清气**在胸中相互结合而成。宗气上走于肺，通过肺的功能，贯穿整个人体。宗气的功能主要表现在两个方面。

一是和肺有关，包括肺的呼吸，说话时的声音、语气。如果一个人说话语微声低，或者是呼吸的节律和气势微弱，我们常说这个人"宗气不足"。

二是和心脉有关，宗气除了向上贯穿于肺中，还可以灌注于心脉当中，通过心气推动整个气血的运行。宗气向下主要是帮助肺气宣降，然后下至整个丹田，并且走行在足当中，推动整个机体气机的通畅运行，这是宗气的一个主要的功能。

丹田：脐下三寸之处的关元穴，是女性养生保健的大穴，常常用艾条灸关元穴，不仅可以强身健体，还可以解除困扰女性的妇科疾病。

中医必背

卫气者，所以温分肉，充皮肤，肥腠理，司开阖者也。

《灵枢·本藏》

说的是卫气能温养皮毛、肌肉，同时也掌管毛孔的开合。卫气虚弱的人，适应能力差，遇到较大温差，不能及时开合毛孔散热或保温，容易感受外邪生病。

接下来的一个是**营气**，所谓"营"，顾名思义就是营养、运营的意思。它在脉中化生为血液的一部分，运行于人全身，所以又叫"营血"。营气由水谷精气中的精华部分化生而来，所以是具有营养作用的一个气，随血液流动输布到全身，滋养五脏六腑以及骨骼筋脉。营血在血脉中，与脉外的卫气相对，所以属性为阴。

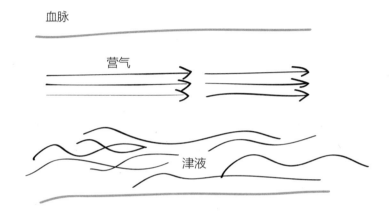

血脉

营气

津液

营气是血液的一部分

慓疾滑利：活动力特别强，流动很迅速。卫气就像是人体的卫兵，需要四处巡逻检查，哪里有外邪入侵，就要前去抵抗。

还有一个气叫**卫气**，卫气和营气，一个在脉外一个在脉内，一个主外一个主内，相互照应。卫气当然起保卫的作用，主要由水谷精微中较稀的精华组成，中医上叫慓疾滑利，通俗点讲就是比较犀利，类似果断的意思，就是水谷当中比较犀利果断的那一部分。卫气主要覆盖肌肤，保卫人体不受外来邪气入侵。卫气不足的情况下，邪气就会乘虚而入，人体便会发病。另外它还主管整个皮肤毛孔的开合，调节人体的体温。当身体很热时，就打开毛孔，让热量随汗液排出；当身体感到寒冷时，就关闭毛孔，防止热量发散。

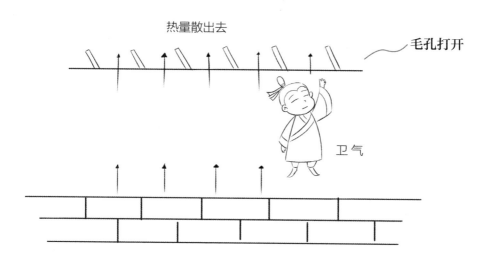

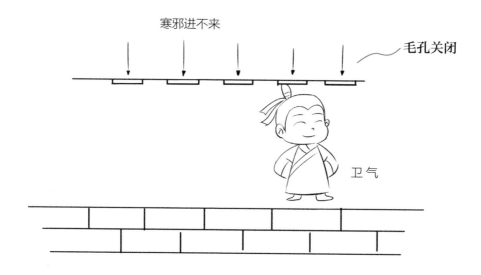

卫气主毛孔的开合

⌁ 气看不见摸不着但很重要

推动作用。气是在人体生命活动中活力很强，不断运行的精微物质。它能够推动人体生命活动的进程，就像机器的推动装置，或者是内燃机中燃烧后产生的气体，推动着整个杠杆以及车轮的运行，如果人体没有了气或者气停止运行，那整个机体就犹如一潭死水，生命活动停止，生命也将不复存在。

温煦、防御作用。气在精微物质中属阳性，打个比方，它很像一个暖男，阳光，充满了正义感，能温暖人体四肢百骸，并且能够抵御外邪，有防御的功效，比如卫气，它能够保护人体的肌表，控制毛孔开合抵御外邪，起到屏障的作用。

四肢百骸：指人体的各个部分，泛指全身。

固摄作用。气作为一个"男生"，当然有比较"霸道"的方面，就是有统摄控制的功能。一方面它能够推动整个血液、津液按照一定规则在体内运行，另一方面它能够约束所有的精微物质，在通道中运行，类似于高速公路的防护栏，甚至是指示牌、电子眼等工具，能够监控精微物质，使其有序地在相应的道路上前行。

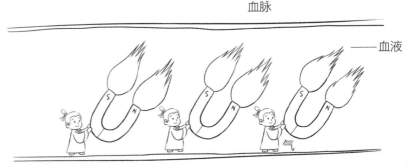

血脉

血液

气

气相当于血管中的磁铁，使血液在脉中运行，防止其溢出脉外。

气的固摄作用

气化作用。气还有气化作用，就是气的运动产生的各种变化。比如气血津液的生成，需要将食物转化成水谷精气；津液代谢的时候，要转化成尿液和汗液；食物经过消化吸收，转化为糟粕等，这都是气化作用的体现。

⑤ 气也会生病

气作为组成人体最基本的物质之一，具有很强的活力，是最活泼好动的。它在人体中运行不息、无所不达，但是气的运动不是杂乱无章的，它讲求的是一个平衡，有出也有入，有上也有下，就像南水北调工程的翻水站、排水站一样。气也起到类似的效果，这种气的运动被我们称为"气机"。

翻水站：一种水利设施，当江水水位低于灌溉水位时，可通过翻水站提引江水补充供水。人体的气也有类似上升下降的调节功能。

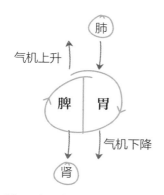

肺、脾、肾三脏的气机升降

拿与气运行关系最密切的肺、脾、肾三脏来说，肺位于人体最上部，主要是将自然界的清气吸入人体，然后输布全身。因此，肺的总气机是向下的。而肾位于人体下部，与肺上下相呼应，协调人体中气的运行。脾胃位于人体中央位置，属于整个气机运行的一个要塞，统领整个气机的升与降，并且不断地摄入水谷精微，补充人体的气。整个人体的气通过这几个脏腑协调合作，不断地进行运动交换。

因此，气机失常就会产生一些病态的表现，比如气滞、气逆、气陷以及气闭。

气滞常出现肺气郁滞、肝气郁滞、脾气郁滞。肺气郁滞，会出现肺部满闷，胸部胀闷；肝气郁滞可以导致情致不舒，喜欢叹气；脾气郁滞，则吃饭的时候会有胀闷的情况。

所谓的**气逆**则是气没有正常地升或降，而是往相反的方向运行，如肺气应降，上升就是肺气上逆，会出现咳嗽、气喘等。肝气上逆，人也会跟着容易生气，面红目赤。胃气上逆，轻者会呃逆，重者甚至会呕吐。

气滞、气逆、气陷以及气闭：气滞是气在局部阻滞不通，如肝郁气滞。气逆是气上升太过，如胃气上逆。气陷是气上升不及或下降太过，如中气下陷。气闭是气闭结于内不能外达，如胸气闭结。

呃逆：就是通常所说的打嗝，此时不妨试试按揉身上的治嗝穴——天突穴，其位于胸骨窝上方的正中处，也就是喉咙的下面，两锁骨中间凹陷的地方，一摸就能摸到。

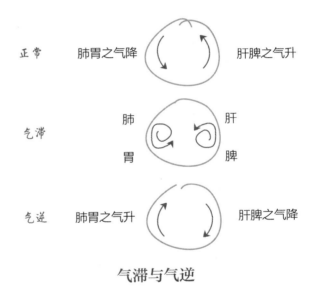

正常	肺胃之气降	肝脾之气升
气滞	肺 胃	肝 脾
气逆	肺胃之气升	肝脾之气降

气滞与气逆

另外一个就是**气陷**。气陷主要指的是中气下陷，因为气具有一定的托举功能，中气不足可以产生脏腑托举方面的一些失常，会有类似子宫下垂、胃下垂、脱肛的情况出现。

最后一个是**气闭**。气机闭结在内，完全丧失了和外界沟通出入的功能，会出现比较严重的病态，表现为厥证。

厥证：可分为两类，一种指突然昏倒，不知人事，病情轻者，一般在短时间内苏醒，醒后无偏瘫、失语及口眼㖞斜等后遗症；病情重者则昏厥时间较长，甚至一厥不复而导致死亡。另一种是指肢体和手足逆冷。

涌动在身体里的除了欲望，还有血液

中医上讲的血和现代医学的血液，无论是从生理、病理还是从其他因素来说，应该是等同的，而血液循行的管道，我们称为脉或者脉管，又称为血府，这是中医比较有特色的一个称呼。

制作血液的原料有哪些？

如果把血液的生成比作一顿丰盛料理的制作，那么制作料理的主厨可以说比较多，脾胃、心肺、肝肾全部参与其中，堪称五脏六腑的联袂演出。制作血液的原料，一个是津液，一个是营气，这两个全部来自脾胃消化水谷产生的精微物质。而生成血液的辅料，有精和髓，也是化生血液的重要物质。之前我们讲过，无论是从藏象方面，还是从"精"的概述方面，可以看到精血同源，所以说精和髓是化生血液的两个重要物质。

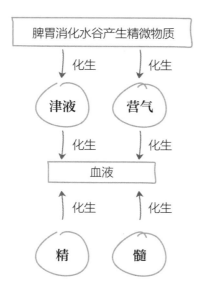

血液的生成过程

中医必背

夫脉者，血之府也。

《素问·脉要精微论》

脉是血液运行的通道，也是血液居住的地方，所以叫"血府"。脉不通则血不流，心脑血管疾病患者血管中废物增多，血液循环变慢，甚至堵塞，导致动脉硬化、脑血栓、脑梗死。

全身的营养由血液供应

血的生理功能，总结下来就是濡养、滋养。血运行全身，内至脏腑筋骨，外至皮肤肌肉，起不断地对全身器官组织充分营养和滋润的作用。气血充足，整个人看起来就比较有精神、有活力；如果气血不足，整个人的精气神就很萎靡，营养也跟不上。

血的濡养功能主要包括两个方面，一方面是能够滋养人体的脏器、经络，还有一些骨骼、关节，这很好理解；另一方面，它可以滋养人的精气神，使人在精神运动、情志方面有一定的活力。

濡养：中医上讲"发为血之余"，血亏则发枯，头发的生长、光泽依赖于血液，特别是肝血的濡养。预防头发变白，中老年人可常吃黑米、黑豆、黑芝麻、核桃等。常吃乌鸡、牛肉、羊肉、猪肝、海参等肉食，对头发的保养也是有益的。

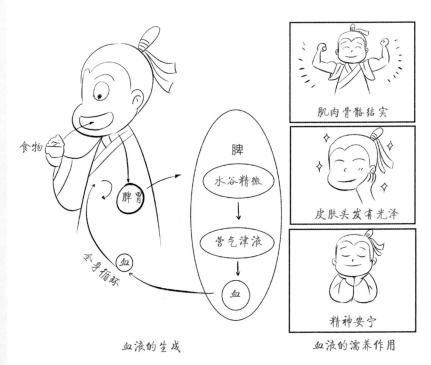

食物

脾胃

血身循环

血

脾
水谷精微
营气津液
血

血液的生成

肌肉骨骼结实

皮肤头发有光泽

精神安宁

血液的濡养作用

血液的生成与功能

◎ 血液和五脏的密切关系

血和心的关系是血总统于心（心气），心气是推动血液在脉中运行的一个根本动力。心气充沛，才有动力推动血液在脉管中正常地运行，才能把血液中的营养物质输布到人体各处。心气不足，无力推动血液的运行，则会出现血液运行缓慢，甚至出现血瘀、瘀阻的病理特征。

血和肝的关系是血调节于肝，肝的生理特征是主疏泄，调整人体的整个气机，应该说气行则血行，气推动着血液的运行。肝还有一个功能是藏血，把体内一部分血藏于肝脏，以备不时之需。

> 心气不足：也就是心气虚，常见于久病后、过度劳累后、年迈体衰脏腑虚弱的中老年人。最合适补气的保健中药是黄芪，可以用5~10克黄芪泡水代茶饮，可反复冲泡。也可以用黄芪炖鸡、煨汤等。

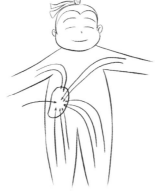

肝藏血，人在静息状态下，血液归于肝脏。

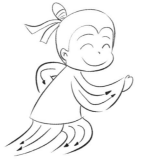

运动时，血液从肝脏放出，以供应四肢筋骨。

血和肝的关系

血和脾的关系是血生成于脾，因为生成血的原材料，都来源于脾的运化，应该说脾生化有源，则血液生成有保障。脾还能够统摄全身之血，意思就是它能够固摄或者统领整个血液的运行，使得血液不从脉管中逃逸出来。更形象的解释是，它有一个监管的功能，就像气的固摄功能一样，监管着血液在脉管中运行，不四处逃逸。若是脾气不足，或者说脾的运化功能失常，脾的监管作用减弱，血液不受约束控制，溢出脉外，就会产生一些出血的病症。

血和肾的关系是失血于肾，因为肾精是化生为血液的重要物质，所以肾精充足可以保证血液生化有源，肾精不足，血液则会比较缺乏。

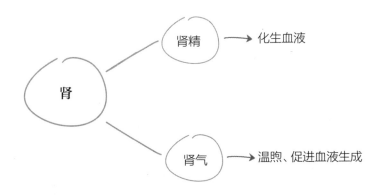

血和肾的关系

血和肺的关系是血宣布于肺，肺的生理功能是宣发肃降，能够调整全身的气机，气机通畅又可推动以及固摄血液运行。肺还有一个功能是辅心行血，全身的血液都通过经脉汇聚于肺，然后肺通过宣发肃降，将血液输送到全身各个地方，以濡养脏腑、经络、关节。

♋ 血和气是一对好兄妹

其实血和气的关系，就是我们之前所讲的万物当中有阴阳，血属阴而气属阳，血主静而气主动，阴阳属性赋予了它们不同的生理功能。

气能生血，之前也讲过，营气是组成血液最基础的物质。营气是气当中最精华、最有营养的一部分，所以血是非常有营养的精微物质，血在人体当中，能够滋养气，使气更有动力去推动整个机体，推动脏腑功能的运转。

血能载气，血和气按照有形和无形分，气是无形的，血是有形的，无形之气承载于有形的血，然后才能循行在整个脉管中，同时又推动着血液的运行，所以说两者是相辅相成的关系。

这句话概括了气血相伴相生、相互转化的关系。所以在补血药中，一定要有行气的药；补气的药中，一定要有补血的药，这样才能气血相生。如果只是一味地吃阿胶、红枣补血，没有气的推动，这些生出来的血还是没有办法流动，发挥作用。

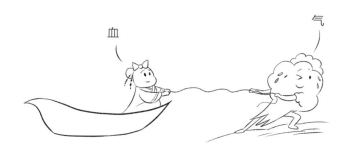

血

气

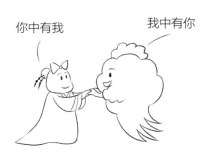

你中有我

我中有你

气和血的关系

❧ 缺少津液是大事儿

津液是机体一切正常水液的总称，包括各脏腑、组织、器官的内在液体及其正常分泌物，如胃液、肠液、唾液、关节液、涕和泪等，津液所指代或者包含的范围非常广泛，应该说除了精微物质当中的血之外，其他所有在机体当中正常运行或者具有正常生理功能的液体，都可以称为津和液。

如果把津液这个词拆开来细分的话，那么津就应该相对比较精细、清稀，简单地说就是浓度比较低一点的精微物质，流动性相对较大，它主要的生理作用是滋润脏腑。而液呢，是其中较为稠厚的一部分，主要的生理功能是濡养关节、肌肉、脏腑，或者是脑髓，流动性相对比较小。

总的来说，津是属于阳的一个状态，因为它相对来说流动性大，生理状态相对显得比较活跃；而液属阴，相对来说流动性比较小，更加稠厚，具有静谧的特征。

涕和泪：中医将汗液、眼泪、唾液、涎液、鼻涕统称为"五液"。分别由五脏生成，与五脏相对应。涎就是我们通常所说的口水，与脾对应，婴幼儿如果过了长牙期还特别爱流口水，中医上认为是脾虚所致，父母可以每日按摩宝宝的足三里穴，每次10~15分钟。

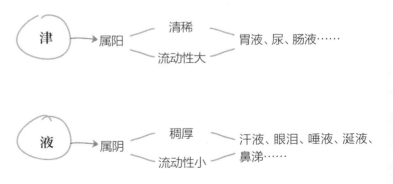

津和液的区别

津液从哪来，又往何处去

津液无论是生成还是<u>输布</u>，这整个过程，就像是一道丰盛菜肴的制作过程，而参与其中的厨师或者主角，主要有**脾胃、小肠、大肠**。

总的来说，津液的生成还是要依靠脾胃的运化，通过对水谷精微的腐熟以及运化，摄取其中最精华的部分。脾还有升清的功能，它能够使这些津液跟随着气机不断输布到各个脏腑器官以及四肢躯干，能够濡养或者参与整个脏腑、机体的生理活动。

另外小肠和大肠也参与到津液生成以及输布的过程当中。小肠的一个生理特征就是"小肠主液"，小肠通过吸取食物中比较有营养的水分，将其化生成为液，然后通过脾的升清运输，灌注到人体的四肢、脏腑、脑髓甚至骨节当中，起到濡养的作用。

而小肠在吸收营养后把水谷的糟粕传输到大肠，大肠将这些残渣所含的剩余水分吸收回来，于是就生成了津，津相对来说比较清稀，营养没有那么丰富，它主要的功能是滋润肌肉、五官九窍，并且还可以渗入脉管当中，变成血液的一部分。

输布：中医中的常用术语，就是运输、布散的意思，主要是指脾的功能。

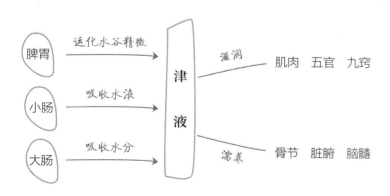

津液的生成和作用

津液的运行离不开肺脾肾

要说津液的循行依靠的是体内上、中、下三个阀门样的脏器，那就是**肺、脾、肾**，因为这三个脏器对整个水液以及气机的调整，都有着很重要的作用。

脾主要是将水谷精微所产生的津液，上输于肺，再输布到全身。而肺的一个主要生理功能是通过通调水道，输布津液至全身，调节全身津液的运行。

肾有一个**蒸腾气化**的功能，肾居于下焦，打一个形象的比方，它就犹如在整个机体下部的一个火盆。因为液体有趋于下的特性，如果在下部没有这个类似蒸腾的作用，所有的液体都趋于向下流，稽留于下，可能会产生水饮以及痰湿的聚集停滞。而津液在人体当中是需要运行才能发挥作用的，肾的蒸腾作用使得趋于下的水液或者是津液能够继续升腾向上，而肺通过输布使液体向下，这样一个周而复始的循环，使得津液在整个人体中能够循环往复地运行，而不至于停留在下部，导致水饮、痰湿等病理产物的生成。

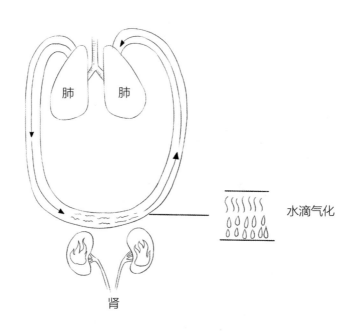

水滴气化

肾

肾的蒸腾气化作用

此外, 三焦作为津液上行下降的一条通道, 和肝一起对机体津液的输布起到至关重要的作用, 主要表现在肝的疏泄以及三焦对整个人体上、中、下气机或水液的调节。

津液除了濡润、调养的功能外, 还有一个**调节阴阳平衡**的作用, 这里的调节阴阳平衡说的是在不同的季节当中, 津液可以根据人体的生理状况以及对外界环境的适应程度, 来调节人体阴阳的平衡。比如在寒冷季节, 皮肤汗孔闭合, 津液不能借汗液排出体外, 那它就会顺势下注膀胱, 增加尿液, 使得水液代谢能够达到一定的平衡。而夏季, 天气炎热, 出汗比较多, 津液就会减少输注膀胱的量, 使小便减少。

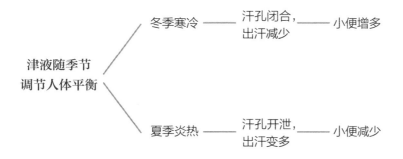

当体内丢失水液较多的时候, 可以通过饮水增加体内津液, 以此来调节人体整个阴阳的平衡。

另外津液还有一个功能就是通过消化, 使体内的一些有毒物质排出体外, 比如通过粪便、小便甚至汗液能够使一些有毒物质排泄到体外。

增加体内津液: 并不是单纯地喝水就可以了, 就像皮肤补水, 不仅要补水, 更重要的是锁水, 津液也一样。所以在津液消耗大的夏秋季节, 可多吃百合、梨、山药等富含胶质、具有滋阴生津效果的食物, 也可在白开水中加入蜂蜜、盐等。

气血精津液的关系——谁也离不开谁

精和气的关系总属阴和阳的关系。因为气和其他几个精微物质是一个阳一个阴的区别，所以说这一区别也代表着它们各自的状态，一个比较安静一点，另一个就比较活泼、好动。气对精的作用在于气能够摄精，肾气和肾精可以相互转化，肾精对气的作用就是一个转化的作用。

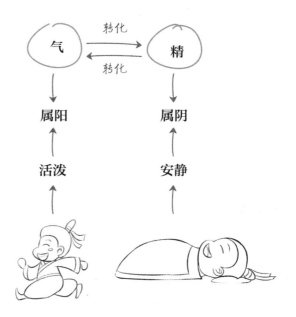

精和气的关系

精和血的关系，之前已经多次强调，就是精血同源。而血对精的作用就是通过血液承载水谷精微的一些营养，不断地产生后天之精，然后补充先天之精，使先天之精充盈。

气和血的关系之前已经说过，就不再赘述了。

气和津液的关系是气能够生津，能够推动津液的运行，同时气的固摄作用能够防止津液无缘无故地大量流失，并且能够使得津液的运行有一定的节奏节律，能够有节制地去控制津液的运行，使人体津液能有一个相对稳定的状态。汗出过多或者是小便过多，整个人体的津液代谢发生了紊乱，甚至局部津液滞留比较多，这都是因为气的固摄作用失常，导致津液输布不及和排泄、摄入的异常。津可以生气，因为它是营养物质；津还可以载气，这和血的生理过程有一定的相似之处。

血和津液的关系就是相互转化或者相互濡养。津液是血液的重要组成部分，当人体失血过多，血液不足时，脉外的津液可以渗入脉内，化生成血液，补充血容量，但是相应地，脉外的津液减少了，就会出现口渴、小便减少等现象。所以中医在对失血的治疗上，有一个原则就是出血的病人，不可以去发汗，因为发汗的话，整个人体循行的津液就会大量流失，造成不可挽回的后果。

中医必背

夺血者无汗，夺汗者无血。

《灵枢·营卫生会》

这句话说的就是失血的病人不可以用发汗的方法，因为血汗同源，发汗的同时就是在消耗人体中的津液、血液，这样只会让血液的亏损更加严重。

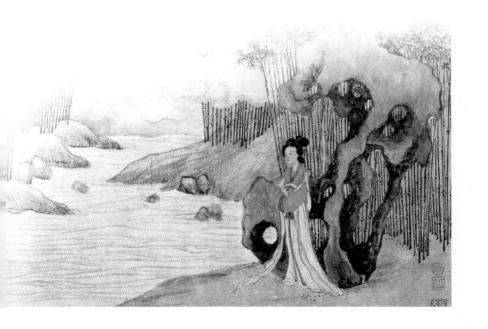

第六课
气血的通道——经络之谜

俗话说"一针二灸三草药""针灸拔火罐，病好一大半"。针灸是古人生病不吃药的智慧，而谈到针灸，不通经络，如盲人过河，寸步难行。一切都是空谈。

> 夫十二经脉者，人之所以生，病之所以成，人之所以治，病之所以起。
>
> ——《灵枢·经别》
>
> 欲以微针通其经脉，调其血气，营其逆顺出入之会。
>
> ——《黄帝内经太素》

经脉与针灸是相辅相成的关系，有"决生死，处百病，调虚实，不可不通"的特点。

在当今这个充斥着抗生素、添加剂的时代，针灸除了发挥治病救人的职能，其健康养生的理念也为越来越多的人所推崇。

首先，让我们认识一下经络。经络是人体运行气血、联系脏腑和体表及全身各部的通道，是人体功能的调控系统。中医认为人体有两个系统，一是物质系统，二是信息系统。物质系统就是人们常说的气血津液的范畴，经络就是信息系统。

《黄帝内经太素》：隋代杨上善所著，共30卷。是《黄帝内经》的早期传本之一，具有重要的参考研究价值。

决生死，处百病，调虚实，不可不通：经脉是否正常通畅，决定了人的生与死。经络不通，百病丛生。

☙ 人体到底有多少条经络?

十二经脉是经络系统的主干,其内属于脏腑,外络于肢节。其中十二经别深入体腔将十二经脉和脏腑相连,十二经筋、十二皮部在表,将十二经脉与人体筋肉部分和皮部部分相连,加之十五络脉、奇经八脉,构成了以十二经脉为主线的人体经络系统。

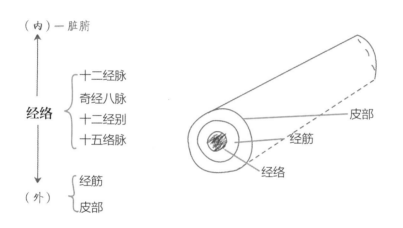

经络的组成和内外沟通关系　　　**经络、经筋、皮部的关系**

十二经脉命名由三部分组成,即手/足,阴/阳,脏/腑,如手太阴肺经、足少阳胆经。手足脏腑我们好理解,手经表示经脉循行路线主要分布在上肢,足经表示经脉循行主要分布在下肢。脏腑,表示经脉的归属关系,如肺经属于肺。

阴阳是在古代哲学思想指导下形成的,天地有阴阳,人体经脉亦有阴阳,这里的阴阳是指经脉的阴阳属性及阴阳的多寡。分布在四肢内侧和胸腹部的经脉属阴,分布在四肢外侧及后背部的经脉属阳。

①十二经别:如果说十二经脉是经络系统的主线路,经别就是从主线路分出伸向胸腹脏器、头部的分支。

②十二经筋:与十二经脉相伴而行,主管包裹经络的肌肉、肌腱。

③十二皮部:同样伴十二经脉而行,为经络最外部的皮肤部分,是经络的屏障。

④十五络脉:十二经脉从四肢肘膝关节以下分出的分支,加上身体前的任脉络,身体后的督脉络,以及身体侧面的脾之大络,共十五条络脉。

⑤奇经八脉:别行奇道,不走寻常路的八条经脉,包括任脉、督脉、冲脉、带脉、阳跷脉、阴跷脉、阳维脉和阴维脉。

十二经脉是气血运行的主要通道，同内在脏腑有直接的络属关系。

经络系统

经脉

正经十二经脉

手三阴经
- 手太阴肺经
- 手厥阴心包经
- 手少阴心经

手三阳经
- 手阳明大肠经
- 手少阳三焦经
- 手太阳小肠经

足三阴经
- 足太阴脾经
- 足厥阴肝经
- 足少阴肾经

足三阳经
- 足阳明胃经
- 足少阳胆经
- 足太阳膀胱经

奇经八脉 —— 十二经脉以外的一些重要经脉，包括任脉、督脉、冲脉、带脉、阴跷脉、阳跷脉、阴维脉、阳维脉，有统率、联络和调节十二经脉的作用。

十二经别 —— 从十二经脉别出的经脉，有加强十二经脉中互为表里的两经之间联系的作用。

络脉

十五别络 —— 从十二经脉及任脉、督脉各分出一支别络，再加上脾之大络。有加强互为表里的两经在体表的联系和渗灌气血的作用。

孙络 —— 细小的络脉。

浮络 —— 浮现于体表的络脉。

十二筋经 —— 十二经脉之气结、聚、散、络于筋肉和关节的体系，有连缀四肢百骸，主司关节运动的作用。

十二皮部 —— 十二经脉的功能活动反映于体表的部位。

经络系统简表

◎ 现代医学是如何认识经络的?

20世纪末期,针刺麻醉轰动欧美,世界上出现了关于针灸实质研究的热潮,我国也非常重视,先后开展了"八五""九五"两个国家级经络攀登五年计划。目前关于解释经络现象和阐述经络实质的假说基本分为三类。

一是神经论,认为经络现象是神经的动能表现,即神经元之间的传递效应。

二是体液论,主张经络是人体的体液所构成的循环系统,包括血液系统、淋巴系统及细胞间的物质交换等。

三是能量论,认为经络是某种物理能量(电磁波、电子能量)的传输渠道。

这些假说能反映经络实质的某一方面,虽不尽如人意,但有一点是肯定的,经络现象是客观存在的,经络是人体生理综合的调整系统。

◎ 经络与腧穴、脏腑的关系

谈到经络,必讲腧穴,腧穴和经络又是怎样的关系?

腧穴是脏腑经络气血输注于躯体外部的特殊部位,是疾病的反应点和针刺的刺激点。**如果把经络比作地铁线,那么腧穴就好比各沿线的地铁站,是人流汇聚点和功能单位。**二者关系密切,腧穴是脏腑气血通过经络在体表的输注点,经络通过腧穴来实现功能。

针刺麻醉:按照循经取穴、辨证取穴和局部取穴原则进行针刺,在得到麻醉的效果后,在患者清醒的状态下施行外科手术的一种麻醉方法。在20世纪70年代掀起过一股针灸热。

腧穴:我们常说的穴位,常在孔隙、空窝、凹陷处,按压有明显的酸麻胀痛感。

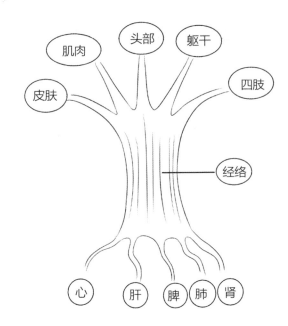

脏腑、经络与人体各部的关联

《灵枢·海论》指出:"夫十二经脉者,内属于腑脏,外络于肢节。"人体的五脏六腑、四肢百骸、五官九窍、皮肉筋骨等组织器官,之所以能保持相对的协调与统一,完成正常的生理活动,是依靠经络系统的联络沟通而实现的。脏腑如大树的根,经络如同主干,脏腑的气血通过经络输送到人体各部以实现功能,反之,经络也可反映脏腑的气血盛衰和功能状态。

> 五官九窍:五官是指目、耳、鼻、口、舌;九窍是指目、耳、鼻、口、前阴、后阴,比常说的七窍多了前阴和后阴。

⚕ 针灸的原理

认识完经络与腧穴、脏腑的关系,再来看看针灸的庐山真面目。

这里我想引用中科院首席研究员黄龙祥教授对于针灸的理解,他将针灸比作触摸式的调光灯。

> 黄龙祥:现任中国中医科学院针灸研究所副所长,致力于针灸理论和体系研究,为当今著名的针灸文献大家,著有《中国针灸学术史大纲》《黄龙祥看针灸》等。

如果灯处于关的状态,点击开关区域,灯就打开,再次点击,灯的亮度就增加一级,再点击再增加,直至达到最大亮度,再点击,大灯关闭而小灯打开,如此循环。

在开关区域,随着敲击次数的增加,灯由关到开,由暗变亮,表现为对同一个灯的控制。当达到最大亮度时,再点击,就表现为对另一个灯的控制。针刺在一定的刺激量下表现出对一定区域的定向调控作用,随着刺激量的增加达到一定阈值时,量变转化为质变——针刺作用可以表现为对多个区域乃至全身的整体作用。前一种作用称为"**特异性局部作用**",后一种作用称为"**非特异性局部作用**"。

一如触摸式调光灯的控制不会出现方向性与程度上的错误——灯处于关的状态,敲击动作只会引起"打开"状态,而在灯暗的状态下敲击,则只有引起灯更明亮的变化,当灯达到最亮状态时,再敲击不会变得更亮以至于出现过载的不良结果。针灸的调节作用也表现为一种良性的双向调节作用,不会出现方向与程度上的错误,这种作用特点称作"**良性调节**"。

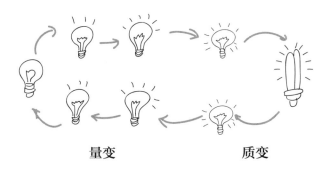

量变　　　　　　　　　　质变

触摸式调光灯工作原理

特异性局部作用、非特异性局部作用:以手阳明大肠经上的合谷穴为例,合谷穴位于手上,针刺合谷,可治疗附近手臂的疼痛,这是特异性局部作用;加强电针刺激,可出现明显的传导,对远端牙齿疼痛有较好的抑制效果,属于非特异性局部作用。

双向调节作用:针灸既可使机体从亢进状态向正常状态转化,也可使机体从机能低下状态向正常状态转化。最终的结果是让机体趋于正常,达到平衡状态。

虽然人体调控系统的控制开关远比调光灯的触摸式开关复杂得多，但后者的控制方式非常形象、简明地说明了针灸双向和良性调节这两个鲜明的特点，也由此证明了针灸具备其他任何一种医疗手段所不具备的优势：很宽的适应证和安全性——不会出现方向和程度上的错位，对人体造成不良影响，堪称真正的绿色医疗。

⑨ 经络的作用

联络脏腑、沟通肢窍

由于十二经脉内属五脏六腑，外联四肢百骸，通达五官九窍，再加上奇经八脉、十五络脉、十二经筋、十二经别、十二皮部和浮络、孙络遍布全身，形如网络，纵横交错，入里出表，上通下达，从而把人体各脏腑器官、肢体官窍、筋骨皮肉联系成了一个有机的整体，实现了各部组织器官在功能活动之间的联系沟通和协调统一，保证了人体生命活动的正常进行。

运行气血、濡养周身

> 经脉者，所以行血气而营阴阳，濡筋骨，利关节者也。
>
> ——《灵枢·本藏》

上面这句话说明了经络有运行气血、调节阴阳、营养全身的作用。经络是气血运行的通道，气血是人体生命活动的物质基础。人体各个脏腑、组织、器官均需要气血的温养和濡润，才能发挥其正常作用。而气血必须依赖经络系统的循环传注，才能输布周身，以温养濡润全身各脏腑组织器官，维持机体的正常机能。如营气之"**调和于五脏，洒陈于六腑**"，从而为五脏六腑的功能活动提供物质基础。

①浮络：因为位浅如浮，故得名。结合现代医学的观点，浮络与浅表的静脉相类，亦名青筋。

②孙络：从别络中分出，是经络最细小的分支，类似于现代医学的毛细血管，能输布气血，输送营养到全身。

抵御外邪、保卫机体

由于经络能"行血气而营阴阳",营气运行于脉中,卫气行于脉外,使营卫之气密布于周身,加强了机体的防御能力,起到了抵御外邪、保卫机体的屏障作用。《灵枢·本藏》说:"卫气和则分肉解利,皮肤调柔,腠理致密矣。"

> 分肉解利:肌肉之间气行流利通畅。

经络的病理变化

经络的病候及其机制

当经络生理功能失调时,就会产生相应的病理变化。其病候表现除与经络气血的虚、实、盛、衰有关外,还取决于脏腑器官络属关系及其循行所过之处的组织、官窍联系。归纳起来,大致有以下几个方面。

实证: 多见沿经脉所过处发生的肿痛,多由病邪壅阻或气血不畅所致,即所谓"血伤为肿""气伤为痛"。如手阳明经病的齿痛、上肢外侧前缘肿痛等。

> ①血伤为肿:是指经脉血瘀或出血,就会形成血肿,固定不移。

虚证: 多出现局部不仁、不用等痿废现象,或功能失常症状。多因经气虚陷,气血不足,不能荣于经脉、经筋,皮部失于温养濡润,而见麻木不仁等感觉异常和功能失常,如"痿废""大指、次指不用"等症状。

> ②气伤为痛:是指经脉气机阻滞不通,不通则痛。现在很多颈椎病、腰椎病病人都是督脉气机不通。打通督脉的方法很多,捏脊法、刮痧法、拔罐法都可以,也可用掌根从颈椎一直揉到尾骨,肉太厚的话用肘来揉。

经气变动失常: 往往循经厥逆而上可出现各种"厥"证,症见四肢部逆冷、麻木、酸楚等,如《灵枢·经脉》记载的"臂厥""踝厥""骭(gàn)厥""阳厥""骨厥"等,主要由经络气机失常或经气变动失于常度所致。

> 痿废(萎缩残废,是指四肢痿软无力,甚或肌肉萎缩,出现功能障碍或功能丧失而言,常见于脑卒中导致的偏瘫。

经气衰竭：当十二经经气衰竭时，经脉所联系的组织器官也会呈现衰竭状态，例如《灵枢·经脉》所载"**手太阴气绝，则皮毛焦。太阴者，行气温于皮毛者也，故气不荣，则皮毛焦**"，即说明经络功能失常，则循行所过之处与其所联系的器官、组织也会出现相应的病理变化和病候。

传注病邪、反映病候

由于经络能沟通人体内外、通达表里，在正虚邪犯的情况下，经络即成为病邪由浅入深、由表及里传注的途径。如：

> 夫邪之客于形也，必先舍于皮毛，留而不去，入舍于孙脉，留而不去，入舍于络脉，留而不去，入舍于经脉，内连五脏，散于胃肠。
>
> ——《素问·缪刺论》

这就明确揭示了外邪侵犯人体时，沿经络通路由浅入深的传变规律和病理变化过程。例如，风寒之邪侵犯肌表，初见恶寒、发热、头身疼痛，此时邪在皮毛，继而入舍于肺，则咳嗽、胸闷、气促等症状相继出现。

又由于经络在人体内有多种联络途径，所以它又成为脏腑器官病变互相影响的传变渠道。例如，肝脉挟胃上行，若肝郁气滞，则往往犯及脾胃而出现嗳气、吞酸、呃逆、呕吐等症状。肾脉从肾上贯肝膈，肾阴亏损而致肝阳上亢，则见头痛、失眠、烦躁易怒、潮热盗汗等症。

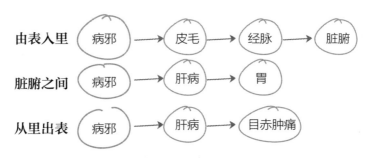

由表入里	病邪	→	皮毛	→	经脉	→	脏腑
脏腑之间	病邪	→	肝病	→	胃		
从里出表	病邪	→	肝病	→	目赤肿痛		

经络传变的几种情况示例

此外，由于经络在人体循行分布与脏腑官窍络属的特点和沟通内外、联络表里的作用，所以内脏发生病变时也可通过经络由里达表，从而引起体表相应部位的组织、官窍出现不同的症状和体征。如肝病胁痛、目赤肿痛；肾病腰痛、耳聋；心火上炎而致口舌生疮等。所以在病理情况下，经络又是病理变化的反应系统。

◎ 学了经络学说，我们能做什么

说明病理变化

说明病邪传注途径和疾病发展规律。前已述及，在病理情况下，许多外感病的病邪均是由浅入深，沿经络途径向里传变，并引起相应的临床症状。

说明脏腑之间在病理上的相互影响和传变途径。由于脏腑之间有经脉沟通，所以其病变尚可通过经络途径相互传变。如肝气犯胃，肝火灼肺，肾病有水气凌心、射肺，心火移热于小肠等，均可根据经络的脏腑属络联系和循行关系阐明其机理。

阐明体表各种病理变化的发生机理。临床上某些疾病的病理过程中，往往可在有关的经络循行路线上或某些特定穴部位出现压痛敏感点或结节、条索等反应物，或皮肤色泽、形态、温度、电阻等的变化，以及感觉异常等现象。通过望色、循经触诊和测量又可推断疾病的病位所在和病情的深浅轻重与进退等病理变化。可见体表各种病理变化是有关经络脏腑病变的反应。

结节、条索 等反应物 | 经络上出现结节、条索状的反应物，通常是经络阻滞不通的信号。比如颈椎病、肩周炎病人，可在后颈部、肩背部皮下触摸到明显的结节或条索状反应物，弹拨按压时会有明显的痛感和粘连感。

指导辨证归经

由于经络系统各部的循行分布各有分野，脏腑官窍络属各有差异，所以可根据体表病变发生部位与经络循行分布的关系，推断疾病所在的经脉，此即"明部定经"。

例如头痛的辨证归经：痛在前额者多与阳明经有关，痛在两侧者多与少阳经有关，痛在后项者多与太阳经有关，痛在巅顶者多与督脉和厥阴经有关等。

分野：春秋战国时代，人们认为地上各州郡、邦国和天上一定的区域相对应。在该天区发生的天象预兆着各对应地方的吉凶。这就是分野的观念。此处指经络循行的区域、分界。

巅顶：物体的顶端，最高处。此处指头顶。

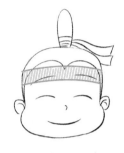 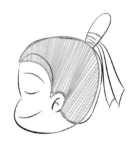 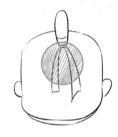

前额痛属阳明经　　　两侧头痛属少阳经　　　巅顶痛属督脉、厥阴经

头痛分经

又如肝经循行中"抵少腹""布胁肋"，故两胁或少腹痛者，多与肝经有关；咳嗽、气喘、流清涕、胸闷，或缺盆、肩背及上肢内侧前缘痛等，与手太阴肺经有关；而心痛、咽干、口渴、目黄、胁痛、上肢内侧后缘痛、手心发热等则多与手少阴心经有关。

总之，根据病痛的部位和病候表现，结合各经循行分布及其特有的病候群，即不难推断有病的脏腑或经脉。至于前述的各种经穴病理反应或各种循经出现的脱毛、充血带、贫血带、丘疹、皮下结节和皮肤电阻变化等反应，也可作为脏腑经络气血阴阳失调的诊断依据和辨证归经的重要参考。

①少腹：肚脐以下，耻骨毛际以上的中间部位的两侧，是足厥阴肝经循行的部位。

②胁肋：位于侧胸部，腋部以下至十二肋骨部分的统称。

指导针灸治疗

中医辨证论治必须以脏腑、经络理论为指导,特别是经络学说,对针灸治疗的指导作用更为直接而重要。

指导循经取穴: 通常是按照经脉的循行分布和脏腑官窍络属关系,根据"经脉所通,主治所及"的理论来取穴进行针灸治疗的。比如说我们可以选用小腿上的承山穴治疗腰背痛,腰背部是膀胱经循行的部位,所以选取膀胱经循行远端的承山穴,这就是经络所至,主治所及,是循经取穴的实例。那么,在邻近部位取穴,就是我们常说的手疼扎手、头痛扎头,算不算循经取穴呢?之前讲过经络是四通八达的网状结构,不仅有纵向的线路,也有横向的线路,所以邻近取穴也是循经取穴。

经脉所通,主治所及:腧穴可以治疗所属经脉循行所过及联络的脏腑肢节的病症。也就是说经络所通之处的腧穴,皆能治疗本经所主的病症。

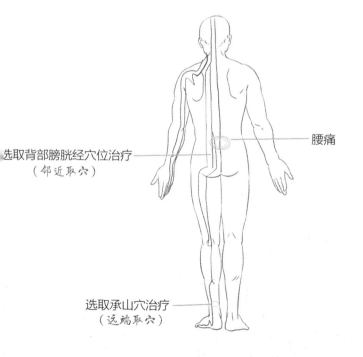

先取背部膀胱经穴位治疗
（邻近取穴）

选取承山穴治疗
（远端取穴）

腰痛

远端取穴和邻近取穴

中医必背

肚腹三里留,腰背委中求,头项寻列缺,面口合谷收。
《四总穴歌》

这段歌诀说的是腹部疾病,可用足三里穴来治疗;腰背部疼痛,可选取委中穴;头颈部的疾病,由列缺穴主管;面部口齿疾病,选合谷就对了。

皮部取穴： 由于经络、脏腑与皮部密切联系，所以对脏腑经络疾病也可用皮肤针在其相应的皮部叩刺、埋针进行治疗。

刺络治疗：《灵枢·官针》说"络刺者，刺小络之血脉也"。据此，凡经络瘀滞、火热实邪痹阻为患者，皆可刺络放血治疗。如目赤肿痛，刺太阳穴出血；高热神昏，刺十宣出血；软组织挫伤，在局部刺络拔罐治疗等。

经筋治疗： 经筋疾病多表现为拘挛、强直、抽搐、弛缓等症状，可取局部痛点或阿是穴针灸治疗。此即"以痛为腧"的治法。

按时取穴： 经络气血的循行流注与时间密切相关，因而有各种时间针法的创立。如子午流注、灵龟八法、飞腾八法等，均是以经络气血流注、盛衰、开阖的规律，配合阴阳、五行、天干、地支推算逐日按时开穴的针刺取穴法。其中子午流注法是应用较广的一种方法，子午流注实际上是十二经络的值班表，每条经络掌管一个时辰（2个小时），在当值的时间内，经络气血最旺盛，此时针刺或进行养生保健，效果最好。

皮肤针：是专门用于浅刺皮肤的针具，由多支短针组成，根据所用针具针支数目的多少，又分为梅花针（五支针）、七星针（七支针）、罗汉针（十八支针）等。常用于针灸美容和小儿针刺。

十宣：手十指尖端，距指甲游离缘0.1寸，左右共10个穴位。

阿是穴｜既没有特定的名字，也没有固定的位置，就是哪里有压痛哪里就是阿是穴。病人被按到压痛点时会喊"啊，是，是这"，这可能就是阿是穴名字的由来。

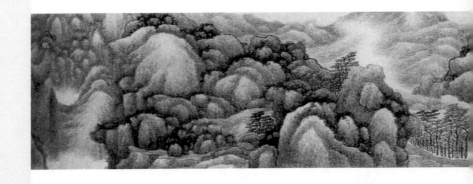

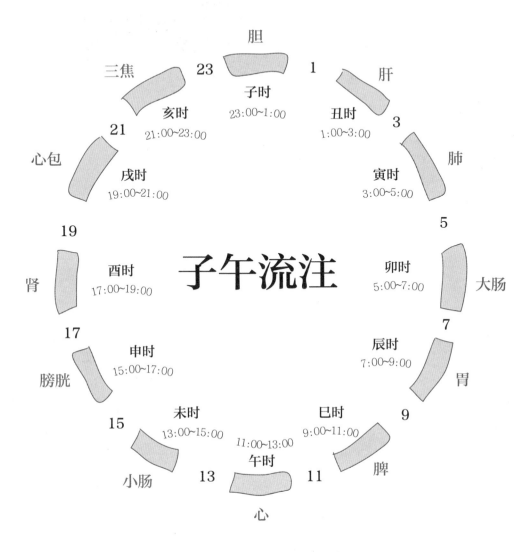

子午流注十二经络值班表

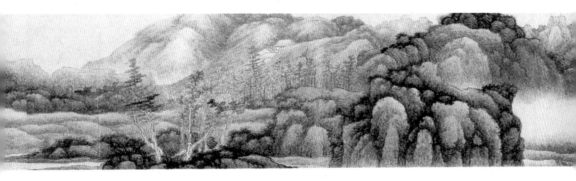

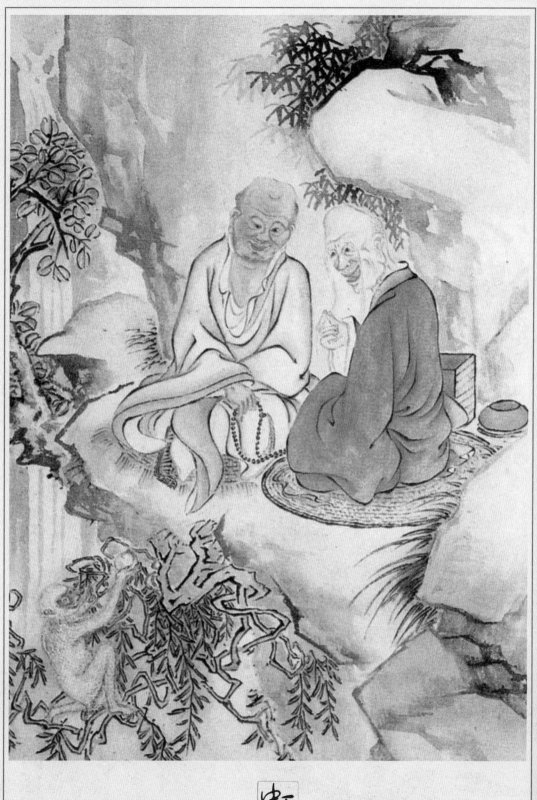

中篇

人为什么会生病

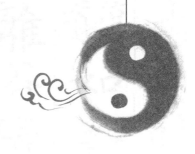

第七课
六淫——自然界的敌人

风、寒、暑、湿、燥、火，是自然界六种不同的气候变化，被称作"六气"，"六气"是万物生长的条件，对人体是无害的，正如《素问·宝命全形论》说："**人以天地之气生，四时之法成。**"就是说人依靠天地之间的大气和水谷之气而生存，也遵循春生、夏长、秋收、冬藏的规律而成长发育。

六气本应是四时常有之气，但有时候，季节的气候特征太过突出或者不够明显（比如夏季酷暑异常，气温明显高于往年平均值，或者气温升高的速度太快），就会引起相应倾向的疾病。这种现象叫作六气的发生太过或不及。还有一种截然相反的现象，即"非其时而有其气"，例如冬季本应寒冷，但气温反而升高，成为暖冬，就容易引发疾病。例如2019年底的暖冬，就有中医专家提醒预防传染病，后来竟发生了肆虐全球的新冠肺炎。无论是六气的太过或不及，还是"非其时而有其气"，这时候的六气就被称为"六淫"或者"六邪"。

六淫："淫"有太过和浸淫的意思，是指气候变化反常，病邪从外界自肌表侵入人体。

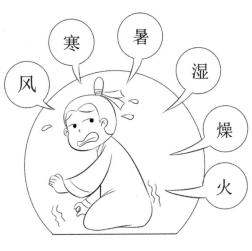

不正常的六气为六淫

但我们也发现了并不是所有人都会发病，有的人能适应这种异常变化不发病，有的人不能适应这种异常变化而患上疾病。反之，气候正常，即使在风调雨顺、气候宜人的情况下，也会有人因适应能力低下而生病。由此可见，六淫无论是在气候异常还是在气候正常的情况下，都是相对的，是客观存在的。是否发病的决定性因素是人们正气的强弱。

正气：人体内的元气，与邪气相对，即人体的抗病能力。

🎵 六淫是怎么让人生病的——季节和环境

春季以风病为主，经过漫长的冬季，人们脱去了厚厚的棉服，体表的肌肤更容易受到自然界中气流的影响。我们的皮肤，最外层的防御系统首先会感受到这种气流，即"风"的变化，如果此时体表肌肤"腠理"的防御系统还没被完全唤醒，或者气候变化比较明显，一些体质比较弱，正气较虚，免疫系统还比较薄弱的人，特别是老人和小孩，就会很容易受到这种"风邪"的侵袭，所以民间有"春捂秋冻，不生杂病"这么一说。

到了**夏季**，气温比较高，如果我们的体温调节系统无法应对这种变化，或者长时间暴露在高温中作业，又或者身体没有及时地补充水分来降温，就容易受到夏季暑气（暑邪）的侵袭。

当**长夏**来临，雨水丰沛，或者长期生活在湿气比较重的地方，比如湖边、海边，特别是南方多雨的地方，空气中水汽比较重，身体中多余的水汽如果没有得到及时的宣散，就有可能蕴郁肌表，形成湿疹。或者吃了生冷不干净的食物，身体的湿气（湿邪）就容易向下导致腹泻。

春捂秋冻，不生杂病：一条养生保健谚语，说的是春寒料峭之时不要急着脱掉冬衣，要适当地捂一捂。以15℃为临界值，最高温度低于15℃要捂，立春后至少要捂10~15天，年老或体弱者，可适当延长。

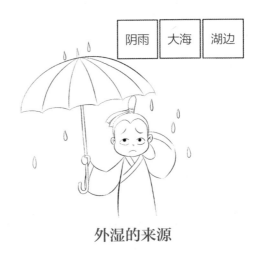

| 阴雨 | 大海 | 湖边 |

外湿的来源

中医必背

伤于风者，
上先受之。

《素问·太阴阳明论》

这句话说的是风邪是阳邪，具有向上、向外的特性。当风邪侵入体内后，最先受到损害的是位于人体上部的头部，可引起头痛、发热、恶风、咳嗽气喘等症状。尤其是出汗后受风，风邪更会趁机而入，感冒就不可避免了。

随着**秋季**的到来，空气的湿度逐渐降低，气候开始变得干燥，此时"燥邪"就悄然来临了，<u>呼吸道</u>失于濡润，鼻腔气管的内表面不能及时分泌黏液来湿润净化从外界吸进来的空气，这些干燥不纯净的空气就会刺激我们的咽喉、气管从而导致干咳少痰、无痰或者黏痰等症状。

冬季气温降低，寒气逼人，人体最容易受到"寒邪"侵袭，如果不注意及时增添衣物就容易感冒、发热、流鼻涕。

所以说"六淫"致病有一定的季节和环境特点，掌握了这些特点，我们就可以避免身体受到不必要的侵袭。

呼吸道 —— 燥邪入肺，最先侵犯的是口鼻呼吸道，导致或者诱发慢性咽炎，出现咽干咽痒、干咳无痰等症状。罗汉果性甘寒，能清热润肺，利咽开音，兼能润肠通便，适合秋季干燥时节慢性咽炎兼便秘患者煮水代茶饮用。

风邪——最善变的病邪

风气藏于皮肤之间，内不得通，外不得泄。风者，善行而数变。腠理开则洒（xiǎn）然寒，闭则热而闷。

——《素问·风论》

故犯贼风虚邪者，阳受之。

——《素问·太阴阳明论》

洒然：因寒冷汗毛竖立的样子。

这两句话是对风邪致病特征的部分描述，什么意思呢？意思是说风邪侵袭人体时，一般先袭击我们的"腠理"，即肌表和上部，如头面，因为这些位置属体表，属上，都属中医"阳"的概念，风邪属于阳邪，容易侵犯人体的阳位。

我们的肌表"腠理"本身是具有节律性的开合呼吸功能的，如果"腠理"的这种呼吸功能失常，开张太过，人就会怕冷，有甚者添加衣物也不得好转；闭合太过，人就会发热、烦闷。这也是为什么人们着风感冒后会出现怕冷或者发热的症状，就是因为风邪破坏了肌表"腠理"正常疏泄开张的节律。

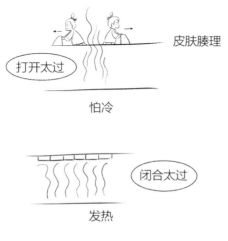

皮肤腠理

打开太过

怕冷

闭合太过

发热

腠理开合失常

还有一些人会出现后背发紧、疼痛的症状，这又是为什么呢？因为在项背有一条非常重要的经络即"足太阳膀胱经"，它就像初升的太阳，能量还比较薄弱，抵御外邪的能力还不够强大，所以感受风邪的时候，它最容易受到侵袭，就会出现项背发紧、酸痛不舒畅等症状。

《素问·风论》说**"风者，善行而数变"**，"善行"就是说风邪致病具有病位游移、行无定处的特征，比如一些老年朋友经常会出现游走性的关节疼痛，痛无定处，这就属于风气偏盛的表现。"数变"，是指风邪致病具有变化无常、发病迅速的特性，比如风疹块就有皮肤瘙痒、发无定处、此起彼伏的特点。

同时，风邪致病，它还不太愿意单独发病，还得叫上几个同伙一起作祟，比如喊上寒、湿、燥、热诸邪一起干坏事，就形成了风寒、风湿、风燥、风热这些复合型的邪气。风寒型的关节炎可能表现为关节疼痛遇冷加重、得温则减的特点。相反，风热型的关节炎就可能出现红肿焮（xīn）热疼痛，患处皮肤温度偏高的特点，所以风邪常为致病的先导。

焮热：焮是发炎红肿的意思，焮热即红肿发热。

中医必背

风者，百病之长也。

《素问·风论》

▼

这句话说的是风邪常常是外邪致病的先头兵，其他邪气（寒、湿、燥、热）常借助风邪之力同时侵犯人体，引发各种疾病。加之风邪最易从头部侵入，故冬季为了防止风寒侵袭，一定要注意头部保暖。

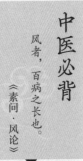

风邪常为致病的先导

∮ 寒邪——最容易伤人阳气

说完了风邪再来说说寒邪。寒为冬季主气。在气温较低的冬季，或由于气温骤降，人们没有注意防寒保暖，就容易受到寒邪的侵袭。此外，淋雨涉水，或者汗出当风，也经常是感受寒邪的重要原因。

寒邪致病有外寒、内寒之分，外寒是指寒气直接作用于肌表，郁遏机体最表面的阳气，这种情况叫作"伤寒"，比如着凉感冒，头身疼痛、发热恶寒、鼻流清涕就是由寒邪作用于肌表引起的。

另一种情况是寒邪直接作用于内部脏腑，伤及脏腑的阳气，这叫作"中（zhòng）寒"，比如有些人受寒后胃部冷痛，不欲饮食，喝温水或用暖宝宝敷熨腹部、胃部后疼痛会得以缓解，或者受寒后呕吐，且呕吐物清稀，这就是寒邪直中脏腑了。

如果长期感受外部寒邪，寒邪不断侵入机体，积久不散就会伤害人体阳气，这时外寒就会逐渐演变形成内寒，治疗上除了要祛外寒还需要温里寒。反之，阳虚内寒之人，也容易感受外部寒邪。

冬季主气：主气为每个季节代表性的气候，风为春季主气，暑为夏季主气，湿为长夏主气，燥为秋季主气，寒为冬季主气。

①郁遏：郁有郁积、阻滞之义，此处是指寒气使肌表毛孔郁闭，体内的阳气不能发散出来发挥护卫的作用。

②伤寒：此伤寒是指肌表被寒邪所伤，出现感冒头痛、流清涕、发热恶寒等症状，并非由伤寒杆菌引起的急性消化道传染病。

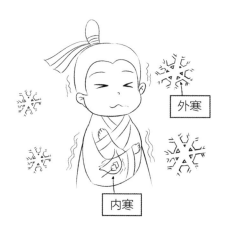

外寒和内寒

这句话说的是寒邪有凝结的特点，血液、经脉凝结不通，不通则痛，所以寒主痛。女性的痛经多与此相关，缓解痛经从祛寒开始，红色食物如羊肉、牛肉、红枣、红豆、红糖能驱寒，生姜性温，能温暖子宫，可与红糖一起泡茶饮。

寒性收引：热胀冷缩是很常见的自然规律。同样，如果人体血管受寒，血管收缩，血液流动减慢，甚至凝结不通，就会出现脉紧、血瘀。筋经受寒，萎缩变短，肌肉收缩，自然活动不利。皮肤毛孔受寒，闭合不开，就会恶寒发热。

寒邪是性属阴的邪气，即"阴盛则寒"。阳气本可以制约阴气，以达到阴阳平衡，但是当阴气太过，阳气不足以祛除阴寒之邪时，就会"阴盛则阳病"。阳气受损，它正常温煦气化的功能就会受到影响。比如寒邪直中脾胃，脾阳功能受损，就会出现脘腹冷痛、呕吐、腹泻等症；再比如当肾阳受到侵袭时，就会出现腰膝冷痛、小便清长、四肢冰凉等表现。

另外，寒邪除了易伤人体阳气，还有凝滞的特点，即凝结、阻滞不通。气血阻滞不能通，不通则痛就是最常见的表现，所以寒邪伤人多见疼痛症状。

人们每当感到寒冷时总会出现身体蜷缩的表现，可见"寒性收引"，寒邪侵袭人体，可使气机收敛，腠理闭合。

当寒邪侵袭肌表，毛窍腠理闭塞，机体最表层的阳气被郁遏不得宣泄，就会出现恶寒发热、无汗的表现。

寒邪侵犯我们的血脉，会使气血凝滞，血脉挛缩，出现头身疼痛、脉紧的表现。当寒邪作用于关节，经脉就会拘急收引，出现屈伸不利的表现。

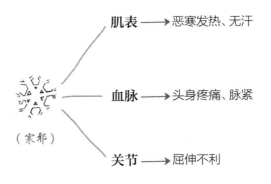

肌表 —→ 恶寒发热、无汗

血脉 —→ 头身疼痛、脉紧

（寒邪）

关节 —→ 屈伸不利

寒性收引的表现

暑邪——耗气又伤津

与寒邪相反，暑邪就属阳邪，为夏季火热之气所化，所以暑邪伤人，多出现一系列阳热症状，比如高热、心烦、面赤、脉象洪大等。

寒邪易伤人体阳气，收引闭合，而暑邪升散，耗气伤津。暑邪升散易使人体肌表腠理疏泄太过，这也是夏季人们出汗较多的原因。汗出过多，如果得不到及时补充，就会使津液亏损，出现口渴想喝水，小便颜色黄、短少等表现。

中医必背

先夏至日者为病温，后夏至日者为病暑。

《素问·热论》

暑邪致病有明显的季节性，主要在夏至之后，立秋之前。此时天气酷热，要避免在中午12点到下午3点之间外出或劳动，应及时补充水分，以免中暑。

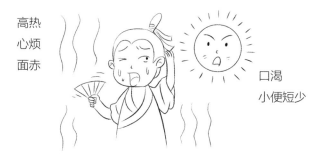

高热
心烦
面赤

口渴
小便短少

暑邪致病的表现

而且暑热之邪容易扰动心神，使人心情烦闷不宁，所以夏季比较容易出现口角争执、拳脚相加的不愉快事件，这和炎热的天气脱不了干系。汗液大量排出，体液得不到补给，就会出现气随津泄的现象，所以伤暑者往往会气短乏力，甚至突然昏倒，不省人事，即所谓的"中暑"。

夏季除了气候炎热，而且多雨多湿，空气湿度增加，所以暑邪致病，常挟湿邪侵犯人体，这个特点尤以多雨的南方较为明显。人们容易有四肢困倦、胸闷呕恶、大便溏泄不爽等湿暑夹杂的表现。

气随津泄：气在体内的存在，不仅依附于血，而且依附于津液，所以津液也是气的载体，津液（汗液、尿液、体液）大量流失，气也会随之而泄，造成气津两伤。

溏泄不爽：大便质软，不成形，形似稀泥，并有黏腻排不净的感觉，是肠道湿重的表现。

ᓚ 湿邪——重浊黏滞不爽快

湿是长夏的主气。夏秋之交，热气下降，空气氤氲熏蒸，水汽上腾，空气潮湿，所以是一年中湿气最重的时节。和寒邪一样，湿邪也有外湿、内湿之分。外湿多由气候潮湿，或涉水淋雨，居处潮湿等外在湿邪侵袭人体所致。内湿则是由于脾失健运，脾的运化功能失常，主要是脾阳不能将水湿之气蒸腾气化开，导致水湿停聚形成的病理状态。外湿长期困脾，使脾的功能失常亦可导致脾虚内湿的形成。

长夏：夏季的最后一个月份，为农历六月。

困脾：脾喜燥恶湿，最怕湿邪，所以湿邪一旦侵犯人体，最受伤的就是脾。湿邪困脾，脾的功能不能正常发挥，人就会出现食欲不振、消化不良、胸闷、困倦的表现。凡脾虚湿盛皆可艾灸脾经，原穴太白（足大趾，本节后下方赤白肉际凹陷处）。

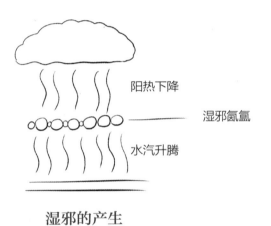

阳热下降

湿邪氤氲

水汽升腾

湿邪的产生

湿性重浊，"重"即沉重或重着的意思。是指感受湿邪，常可见头部沉重像裹着东西，身体困重，四肢酸懒沉重等症状。《素问·生气通天论》说："因于湿，首如裹。"是说湿邪外袭肌表，清阳之气不能上升，使人头昏而沉如被裹。

"浊"，即秽浊，多指分泌物秽浊不清而言。湿邪致病可出现各种秽浊症状，如颜面比较容易出油，感觉黏腻，眼屎比较多，大便溏泄，下痢黏液脓血，小便浑浊，妇女白带过多，湿疹破溃流水等，都是湿性秽浊的病理反应。

秽浊：湿性秽浊还有一个最直观的表现，就是舌苔厚腻。舌苔色白厚腻，舌面湿润，而且舌苔是刮不下来的。如果舌苔颜色变黄，说明已经化热。

因为湿性类水，所以和寒邪一样，湿邪也属于阴邪，阴邪最容易损伤人体的阳气。

阴邪还会阻遏气机的运行，湿邪侵及人体，想象一下体内有一团黏腻的湿气，出现在哪里，哪里就堵塞不通。留滞在脏腑经络里，就容易阻遏气机，使气机升降失常，经络阻滞不畅；如果问题出现在头部，就会觉得头痛头重；出现在胸腹部，就会觉得胸闷，胃脘痞满；出现在筋骨关节，就会关节活动不利，疼痛重着。

气机的运行：气机就是气的运动，主要有升、降、出、入四种形式。

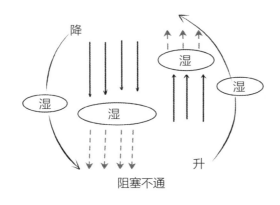

湿邪阻遏人体气机的运行

另外，脾是运化水湿的重要脏腑，如果水湿过重，就会增加脾的运化负担，从而进一步加重水湿代谢的不畅，使过多的水湿停聚在身体里，导致腹泻、尿少、水肿、腹水等病症。所以《素问·六元正纪大论》说："湿胜则濡泄①，甚则水闭胕②肿。"

因为湿性类水、趋下，所以湿邪多会首先侵犯人体下部，引起下部的症状，比如水肿多以下肢肿胀较为明显，妇女带下、慢性腹泻、一些泌尿系统问题等多由湿邪下注所致。

①濡泄：又称湿泻、洞泄、脾虚泄，是指湿气偏盛出现大便泄泻，主要表现是肠鸣腹泻，泻出稀烂大便，但是不腹痛。为体内湿气太重，损伤脾胃所致。

②胕：此处指"肤"，皮肤。是指因体内水湿弥漫导致的皮肤水肿。也有一种说法是"足背"。

🌀 燥邪——最干涩、最易伤肺的病邪

燥是秋天的主气。入秋后，雨水开始减少，空气缺乏水分的濡润，气候干燥。干燥的空气从口鼻而入，首先影响人的呼吸系统。

初秋的时候仍有夏热的余气，燥邪容易与温热结合侵犯人体，这时多见**温燥**的病症，比如风热咳嗽，痰黄胶黏难出，发热，口干口渴；深秋临近冬天，燥邪容易与寒邪结合侵犯人体，这时多见**凉燥**病症，比如风寒咳嗽，痰白黏，发热轻，恶寒重，口不甚渴。

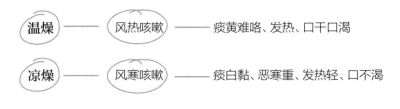

温燥 ——— 风热咳嗽 ——— 痰黄难咯、发热、口干口渴

凉燥 ——— 风寒咳嗽 ——— 痰白黏、恶寒重、发热轻、口不渴

温燥与凉燥的致病特点

燥邪是干涩的病邪，所以感受燥邪容易耗伤人体的津液，造成阴津亏虚的表现，比如口鼻干燥，甚至皲（jūn）裂，毛发没有光泽、毛燥干枯，小便短少，大便干结等症状。正如《素问·阴阳应象大论》说"**燥胜则干**"。

燥邪干涩，相反，肺脏"喜润恶燥"，肺脏及整个呼吸道都喜好湿润，鼻腔及气管、支气管都需要不断分泌黏液保持湿润来净化空气，而且《素问·阴阳应象大论》说"**天气通于肺**"，肺与外界大气相通，空气通过呼吸道直接吸入肺中，所以燥邪首先会伤害到肺，会损伤肺津，从而出现干咳少痰，或痰液胶黏难咯，或痰中带血以及喘息胸痛等症，即"**燥易伤肺**"。

皲裂：皮肤干燥开裂，轻者仅为干燥、开裂；重者裂口深达真皮，易出血，疼痛，治宜滋养肌肤润燥。

燥易伤肺：常出现咽痛、干咳少痰甚至痰中带血，缓解秋季肺燥最好的水果就是梨了，梨有"生者清六腑之热，熟者滋五脏之阴"的功效。秋季每天吃1~2个梨，能润秋燥，对中老年人高血压、失眠多梦也有一定的辅助疗效。

火邪——最易生风、出血的凶猛病邪

阳盛易生火热，火为热之极，热为温之渐。虽然火热之邪经常合并混称，但其实同中有异，热多属外邪，如风热、暑热、湿热；而火常由内生，如心火上炎、肝火亢盛等病变。从两者的差异我们可以发现火热也有内外之分：外感者，多为感受温邪热气；内生者，多为脏腑阳气亢盛所致。

很明显，火热属于阳邪，所以阳热致病会出现躁动向上的火热之性，燔（fán）灼焚焰，升腾上炎，如高热、烦渴、汗出、脉象洪大。再者，火热之邪可以上炎，扰乱神明，出现心烦失眠、狂躁妄动、神志不清、谵（zhān）语等表现，比如高热不退、胡言乱语。"火性炎上"的特点也体现在火热病症中，一般多出现在人体的上部。

和燥邪一样，火邪同样容易耗气伤津，使人体的阴津耗伤，所以火邪致病除了趋于上部的热象外，还会出现口渴想喝水、咽干舌燥、小便色重、大便秘结等耗伤津液的表现。《素问·阴阳应象大论》里说"**壮火食气**"，说的就是阳热亢盛所形成的实火，成为"壮火"，最能损伤人体的正气，使全身的津、气衰脱。

心火上炎：指心经火热炽盛，导致整个心经经过的地方都被火热之邪侵犯，出现一系列的症状，如口舌生疮、口腔溃疡、心烦失眠、小便发黄等。

燔灼焚焰：燔，焚烧之意。指火邪具有火的特性，能焚烧煎灼人体的津液，从而出现口渴、口干舌燥、小便黄少、大便干结等症状。

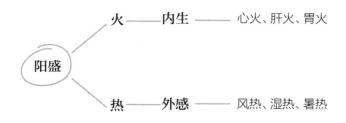

火和热的区别

火邪属阳邪，阳邪容易侵犯阴液，还特别爱侵犯肝阴，为什么呢？因为肝主疏泄，主藏血，火邪太盛会影响肝气的升发。具体来说，火性炎上，就容易使肝气升发太过，肝风内动。同时火邪耗伤肝阴，肝阴不足，就更加制约不住肝气的升发，这时肝火就容易燔灼肝经，而肝又和身体的筋膜爪甲关系密切，筋膜失去了津液的滋养，干枯挛缩，表现为高热、神昏、胡言乱语、四肢抽搐、目睛上视、颈项强直、角弓反张等，即我们常说的肝风内动。

角弓反张：项背肌肉高度强直痉挛，头和下肢向后弯曲而躯干向前成弓形的状态。常见于小儿高热惊风、破伤风。

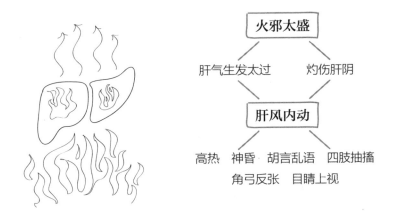

肝风内动的病机和表现

同时，火热之邪加速血行，使脉管内的血流向外耗散，就会导致各类出血，比如牙龈出血、上消化道出血、鼻出血、便血、尿血、皮下紫癜及妇女月经过多、崩漏等病症。如果火热之邪入血，在局部腐蚀血肉就会诱发痈肿疮疡。所以《灵枢·痈疽（jū）》说："**大热不止，热胜则肉腐，肉腐则为脓。然不能陷骨髓，不为焦枯，五藏不为伤，故命曰痈。**"

崩漏：中医病名，指妇女在非月经期间阴道出血的病症。发病急骤，大量出血者为"崩"；病势缓，出血量少，淋漓不绝者为"漏"。相当于西医无排卵性功能性子宫出血。

了解了六淫的季节特征和致病特点，在平时的生活中，我们就能够更好地顺应四时变化，调整生活、饮食、起居，防病于未然。

第八课
内生五邪——人体的内部矛盾

内生"五邪"，是指在疾病的发展过程中，由于气血津液及各脏腑生理功能的异常而产生的类似风、寒、湿、燥、火等外邪致病的病理现象。由于病起于内，故分别称为"内风""内寒""内湿""内燥"和"内火"，统称为内生"五邪"。

ꙮ 内风——风气内动

风气内动，即"内风"。由于"内风"与肝的关系较为密切，所以也称为肝风内动或者肝风。凡在疾病发展过程中，因为阳盛或阴虚不能制阳，阳升无制，出现动摇、眩晕，抽搐、震颤等病理反应，即风气内动的具体表现。《素问·至真要大论》说**"诸暴强直，皆属于风"**，即指明了这些临床表现与风邪致病有密切关系。

肝阳化风，较多情况是由于情志所伤，操劳过度，耗伤肝肾之阴，肾水不能涵养肝木，久之则阴愈亏阳愈浮，肝之阳气上升太过，无以制约，便亢而化风，形成风气内动。轻者可见筋肉震颤、抽搐、麻木，头晕目眩欲摔倒，或者口眼㖞(wāi)斜，或为半身不遂。

热极生风，多见于热性病发展比较严重的阶段，由于邪热炽盛，体内的肝火烧得很旺，肝经的津液被煎灼，筋脉失去滋润，阳热亢盛化而为风，就会出现痉厥、抽搐、鼻翼翕动、目睛上吊、角弓反张等临床表现，并伴有高热、神昏、谵语等，脉象弦数有力。

诸暴强直，皆属于风：暴，是指突然发病和疾病严重程度；强直，即颈项强直，四肢僵硬，角弓反张。本症发病急骤，病情进展迅速，症状变化多端，具有"风性动""善行而数变"的特点。

㖞斜：口角、眼角向一侧歪斜，多见于面瘫或脑卒中后遗症。

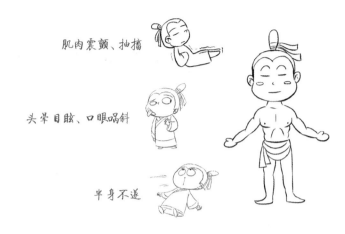

肝阳化风的症状

肌肉震颤、抽搐

头晕目眩、口眼㖞斜

半身不遂

热极生风，内风中的实证，一派热象，不存在虚证的表现，所以往往来势猛烈，发病急骤。急需药物凉肝息风，增液舒筋，代表方剂是羚角钩藤汤。

阴虚动风，多见于热病的后期，阴津亏损，或由于久病耗伤，阴液大亏，无以濡养筋脉，则变生内风。此属虚风内动，临床可见筋挛肉瞤(shùn)，手足蠕动，但幅度会较小。还兼有五心烦热、口咽干燥、形体消瘦，一派阴虚之象。

血虚生风，多由于生血不足或失血过多，久病耗伤营血，肝血不足，筋脉失养，或血不荣络，则虚风内动。临床可见肢体麻木不仁，筋肉跳动，手足徐徐抽动，甚至手足拘挛不伸。还有口唇爪甲色淡，面色苍白或萎黄的症状。

血燥生风，多由久病耗血，或年老精亏血少，或长期营养缺乏生血不足，或瘀血内结、新血生化障碍所致。其病机是津枯血少，失润化燥，肌肤失于濡养，经脉气血失于调和，于是血燥生风。临床可见皮肤干燥或肌肤甲错，并有皮肤瘙痒或落屑等现象。

羚角钩藤汤：羚羊角入肝经，凉肝息风；钩藤清热平肝，息风解痉，共为君药。配伍桑叶、菊花辛凉疏泄，清热平肝，以加强凉肝息风之效，用为臣药。为凉肝息风的代表方剂。

筋挛肉瞤：瞤，肌肉跳动。指筋经挛缩收引，肌肉小幅度跳动抽搐，是阴虚动风、血虚生风的主要表现之一。

肌肤甲错：皮肤干燥，有像枯田一样的细小裂纹。为阴液耗伤，不能滋养皮肤所致，或瘀血内阻，肌肤失养所致。

☉ 内寒——寒从中生

寒从中生，又称"内寒"，是指机体阳气虚衰，温煦气化的功能减退，虚寒内生，或阴寒之邪弥漫的病理状态。

我们知道，阴阳应该处于一种动态平衡中，如果阳虚，则必然阴盛。阴具备寒冷的属性，所以阴盛就会内寒，就像大自然到了冬季，河流就会凝固结冰，身体寒气太盛，温煦的能力打折扣，血管内的血流速度就会减慢，血管收缩。主要表现有：**面色苍白，身体发寒，手脚冰冷，或者筋脉拘挛，肢体关节疼痛等**。

内寒的产生主要与脾、肾两个脏腑有关。因为脾是气血生化的源泉，脾胃从食物中化生出来的精微营养，原本是要充养肌肉四肢的。如果脾虚的话，脾阳的这种功能就会大打折扣，所以就会出现肢体发寒，四末不温的寒象。

除了脾阳之外，肾阳虚衰也是生内寒的重要原因。因为肾阳是人身阳气的根，起到温煦全身脏腑组织的作用，如果肾阳虚，就相当于最核心的热能出现了亏损。所以《素问·至真要大论》里说："**诸寒收引，皆属于肾。**"指出了虚寒之象与肾阳虚脱不了干系。

另一方面，阳气虚衰之后，"阳"的气化功能就会减退，阳不化阴，水液代谢减退或者障碍，就会有阴寒性的病理产物如**水湿、痰饮**产生。《素问·至真要大论》里也说："**诸病水液，澄澈清冷，皆属于寒。**"临床上较多见的有尿频清长，涕、唾、痰、涎稀薄清冷，或者大便泄泻，或者水肿，这些多由阳气不足，蒸腾气化无能，津液不能化气所致。

四末：四肢，为人体躯干的末端，所以称四末。因为远离躯干、心脏，加之寒气内生，所以血液难以到达。

水湿、痰饮：所谓积水成饮，饮凝成痰。一般清稀的称为饮，较稠厚的称为痰。痰不仅是指咳吐出来有形可见的痰液，还包括停滞在脏腑经络中的痰，这种痰称为"无形之痰"，对健康威胁更大，它隐秘地游走于身体四处，可能引发各种疾病，所以才有了"百病皆因痰作祟"的说法。

那么这寒从中生的"内寒"和外感寒邪所引起的"外寒"，又有什么区别和联系呢？

"内寒"的特点主要是虚而有寒，以虚为主，比如说长期的手脚冰冷，小肚子怕凉，反复泄泻；而"外寒"的临床特点则是以寒为主，也可以因寒邪伤阳而表现出短暂虚象，但仍以寒为主。外感寒邪若侵犯人体久了，必然会损伤阳气，久之导致阳虚生内寒；而阴寒内盛的人又会因为抗御外邪的能力低下，而更加容易被外感寒邪侵袭致病。

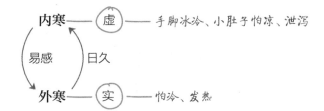

内寒和外寒的区别与联系

⌘ 内湿——湿浊内生

内湿即湿浊内生，是指由于脾的运化功能、输布津液的功能障碍，引起水湿、痰浊蓄积停滞的病理状态。因为"脾主运化"，负责把食物转化成营养物质，然后输布到身体的其他地方，并把多余的水湿代谢出体外。如果脾的运化输布功能出现了问题，那么本应输布开的"精微"就有可能滞留在身体里，反而变成"糟粕"，即痰湿，比如过多的胆固醇、甘油三酯，俗语有云**"肥人多痰"**，多因之于脾虚生湿。

内湿的产生，多因素体肥胖，痰湿过盛；或者因为过食生冷、肥甘，伤了脾胃，于是水液不化，聚而成湿，停而为痰，留而为饮，积而为水。因此，脾的运化失职是湿浊内生的关键，正如《素问·至真要大论》说："诸湿肿满，皆属于脾。"

脾主运化靠的是脾阳，脾阳又和肾阳紧密联系，所以，内湿不化是脾阳虚，而且与肾有密切关系。肾阳虚衰时，必然会牵连影响到脾的运化，从而导致湿浊内生。反之，由于湿为阴邪，湿浊内困太久，反过来又会损及脾肾之阳，造成恶性循环。

肥甘：肥美的食物，如猪、牛、羊、鸡、鸭、鱼等肥腻鲜美难以消化的食物。

脾阳虚：脾阳虚与常吃寒凉性食物有关，比如海鲜产品，长期吃，吃的量又比较大，就会造成阴寒入里，脾阳被遏。中医对此早有对策，如蒸煮螃蟹时用紫苏叶同蒸，食用时加姜丝蘸醋，调料里加一些芥末，再喝少许黄酒，就可起到中和寒性、保护脾胃的效果。

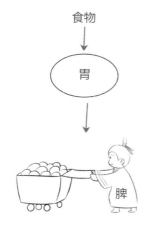

将吃下去的水谷转化为精微物质，准备输送到身体各个脏腑。

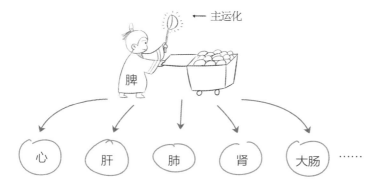

脾主运化

中医必背

诸痉项强，
皆属于湿。

《素问·至真要大论》

这句话是说颈部肌肉的僵直痉挛是因为湿，就像现代人高发的颈椎病，除了久坐，很大一部分原因是夏季长时间吹空调，皮肤腠理疏松，湿邪乘虚而入，阻滞经络，不得流通，不通则痛。

湿性重浊黏滞，会阻遏气机。临床上湿邪阻滞部位不同，表现出来的症候也不一样，比如湿邪侵犯上焦，就会出现胸闷咳嗽；湿邪阻滞中焦，就会脘腹胀满，食欲不振，口黏、口腻或口甜，并且舌苔一般较厚腻；湿邪如果滞留下焦，就会出现泄泻，甚至少尿无尿；水湿浸淫在皮肤肌腠之间，就会发为水肿；湿邪滞留在经脉之间，身体就会像被湿布缠裹住了一样，肢体沉重，难以屈伸。

◐ 内燥——津伤化燥

机体津液不足，人体各组织器官和孔窍失于濡润，出现干燥枯涩的病理状态，即津伤化燥，也被叫作"内燥"。

那么哪些情况会耗伤人体大量的阴液呢？比如大汗、大吐、大泻，或者失血过多都可能导致阴液亏少，再比如某些热病或者肿瘤长期低热，都有可能消耗人体组织器官的大量阴液。

津液亏少，内在脏腑得不到滋养，对外的孔窍失于润泽，燥热便由内而生，临床上就会出现多种干燥不润的病变。所以《素问·阴阳应象大论》说："燥胜则干。"

内燥病变以肺、胃、大肠较多见，比如：

肺燥可见鼻腔干燥，有甚者疼痛出血，或干咳无痰，甚则咯血。

胃燥可见口干舌燥，想喝水，饮水后不解渴。

肠燥可见大便硬结难下。

由于津液枯涸，皮肤干燥没有光泽，起皮脱屑，甚至皲裂，口燥咽干，嘴唇干焦，舌上无津，甚或光红皲裂，鼻干目涩，爪甲脆而易折，大便燥结，小便短赤等。所以刘河间在《素问玄机原病式》里对"病机十九条"做了补充说："诸涩枯涸，干劲皲揭，皆属于燥。"

刘河间：刘完素，金元四大医家之首，他生长于气候干燥的北方，又逢连年征战，瘟疫流行。针对当时肆虐的热性病，他提出了"火热论"，使用寒凉药物治疗，开创了中医的寒凉学派。

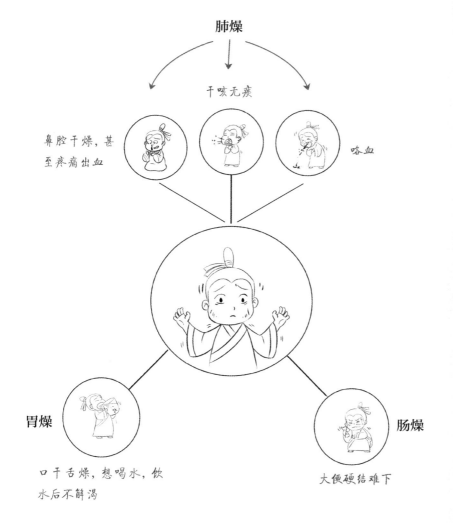

肺燥

干咳无痰

鼻腔干燥，甚至疼痛出血

咯血

胃燥

口干舌燥，想喝水，饮水后不解渴

肠燥

大便硬结难下

内燥在肺、胃、大肠的表现

中医必背

气有余便是火。

《丹溪心法》

此处的"气"是指人体的阳气,人体的阴液不足就会导致阳气偏盛,也就是"有余",继而导致各种虚火之症。如潮热盗汗、心烦失眠、口干舌燥等。此类虚热,最不能滥用补益扶正的药物,否则只会助长虚火,使阴液更亏。

骨蒸:虚热的一种表现。形容热感自骨内向外熏蒸透发,为阴虚火旺的典型症状。

🌀 内火——火热内生

火热内生,又称"内火"或"内热",是指由于阳盛太过有盈余,或者阴虚不及亏损导致阳亢,再或者由于气血瘀滞和病邪郁结,而产生的火热内扰、功能亢奋的病理状态。

火与热同类,均属于阳,**"火为热之极,热为火之渐"**。因此,火与热在病机和临床表现上基本是一致的,只是在程度上会有所差别。但是,火热内生却有虚实之分。

阳气过盛化火:人体的阳气在正常情况下起到养神柔筋、温煦脏腑组织的作用,中医学称这种起到良性作用的阳气为"少火"。但是当"少火"发生病理变化,阳气过亢,必然使物质的消耗增加,以致伤阴耗液。这种病理性的阳气则被称为"壮火",属实火。

阴虚火旺:属虚火。精血亏少,阴液大伤,阴虚阳亢,则虚热虚火内生。一般来说,阴虚内热多见于全身的虚热征象。而阴虚火旺,其临床上所见的火热征象往往集中于机体的某一部位。如牙痛、咽痛、口干唇燥、骨蒸、两颧潮红等,均为虚火上炎所致。

邪郁化火:邪郁化火包括两个方面的内容。

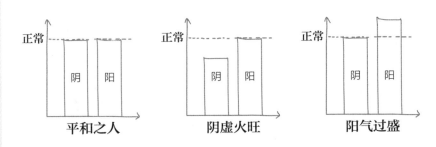

平和之人、阴虚火旺和阳气过盛示意图

一是外感风、寒、暑、湿、燥等邪气，使机体功能郁滞化热、化火。比如寒郁化热，有些人感受风寒，一开始出现身体畏寒怕冷，后来郁而化热出现发热、面赤、咳嗽痰黄。再比如湿邪侵犯下焦、郁而化热出现的泌尿系统感染，先是尿频、尿急，继而出现小便灼热、疼痛，或者妇科白带黄黏、腥臭、量多，或者大便稀软臭秽等。

二是体内的病理代谢产物，如痰、瘀、食积、虫积等，均能郁而化火。比如说吃得过多过饱，食物积聚在肠胃中，难以消化，一开始是胃胀、打嗝，然后郁积化火，就会出现口臭，舌苔发黄发腻，大便恶臭。

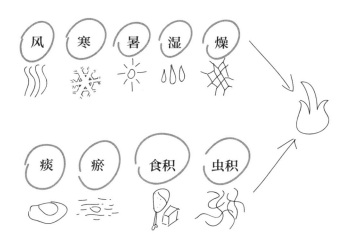

邪郁化火示意

五志过极化火：又称"五志之火"。喜、怒、忧、思、恐这五种情志活动如果受到过度刺激，也同样会影响机体的阴阳、气血和脏腑的生理平衡，造成气机郁结，气郁过久则化热化火，火热内生。比如长期抑郁不舒畅会导致肝气郁滞化火，发为"肝火"。

虫积：是腹内虫多积聚成包块的疾病，即肠内寄生虫病，如蛔虫、蛲虫、绦虫等。多发于小儿，常表现为腹痛、面黄肌瘦、面有虫斑，随着卫生条件和生活环境的改善，现在肠道寄生虫病已经比较少见了。

五志：喜、怒、忧、思、恐五种情志。情志和气的活动密切相关，长期精神活动过度兴奋或抑郁，使气机紊乱，脏腑真阴亏损，出现烦躁、易怒、头晕、失眠、口苦、胁痛，或喘咳、吐血、衄血等，都属于火的表现。

第九课
饮食失宜——吃得不对也会生病

⑨ 食物和疾病的关系

> 毒药攻邪，五谷为养，五果为助，五畜为益，五菜为充，气味和而服之，以补精益气。
>
> ——《素问·藏气法时论》

上文大意是说，药物可以用于与邪气抗争，而五谷则用以养身，借助五果、五畜和五菜的辅助，根据气味相合，辨证用之，以此来益气生精，提高身体防御能力。

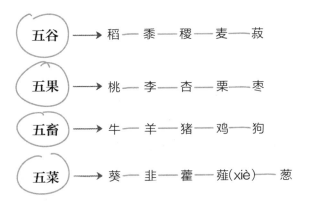

五谷	稻 — 黍 — 稷 — 麦 — 菽
五果	桃 — 李 — 杏 — 栗 — 枣
五畜	牛 — 羊 — 猪 — 鸡 — 狗
五菜	葵 — 韭 — 藿 — 薤(xiè) — 葱

食疗，即食物疗法，是人们生活中常常听到的一个名词，许多媒体都能看到关于养生食疗的建议。历史上也有许多食疗论著，如《食疗本草》《救荒本草》《养老奉亲书》等。

① 毒药：药物之统称。与今之毒药概念不同，药物性味各有所偏，这种药物偏性，古人称之为"毒性"。

② 五谷：稻、黍、稷、麦、菽，其中黍是黄米，稷是谷子，菽是大豆。

③ 五菜：葵、韭、藿、薤、葱，其中葵为冬葵菜，藿为豆苗或豆的嫩叶，薤为小蒜，北方人极少食用。

饮食的确具有治疗疾病的作用，且不少药物属于药食同源，即可同时用作食物和药物，如山药、生姜、薏苡仁、山楂、粳米、小茴香等，但需要根据不同疾病的不同证型以及食物的性味功效进行有针对性的筛选。比如，红糖味甘性温，入肝、脾经，可益气补血、温中止痛（中指中焦脾胃）、活血化瘀，常用于女性寒性或瘀血性痛经。

以形补形，以脏补脏

以形补形，以脏补脏，即老百姓日常所说的"吃啥补啥"，这是对中医哲学思想取象比类法的应用，如冬至吃饺子的来历。传说，在东汉时期，由于冬至之时天气寒冷，不少人因为饥寒交迫而耳朵被冻伤，医圣张仲景便让弟子在街边搭起医棚，为患者医治。他将祛寒药材放入大锅内煎煮，捞出来，然后用面做成耳朵形状，煮熟后分发给患者食用，愈人无数。

人的每餐都可认为是一次食疗的过程，米面谷粱都有其性味功效。由于阴阳和合的规律，依照四时，进食当令食物对身体是最好的选择。比如夏季炎热，宜食西瓜等性凉利水之物，但以适度为宜。

常见食物性味归经，如：

粳米、小米，味甘，性平，入脾、胃经，可用于脾胃虚弱，或病后虚弱。

薏苡仁，味甘淡，性寒，入肺、脾、肾经，可健脾益肺、补肾利水，用于咳嗽、脾虚水肿、腹痛泄泻。

寒性或瘀血性痛经：寒性痛经常表现为小腹冷痛，得热痛减，经色暗淡有块，四肢发冷，唇色面色发白；瘀血性痛经常表现为经色紫暗有块，小腹刺痛，血块排出则痛减，舌头发紫，颜色发暗，严重时有瘀斑瘀点。

张仲景：被尊为"医圣"，东汉末年著名医学家，创立了伤寒学派，奠定了中医辨证论治的基础，其《伤寒杂病论》是研习中医必备的经典著作。

玉米，味甘，性平，入脾、胃经，可调脾和胃、利尿通淋，用于食欲不振、小便不利、水肿等。另外，玉米还可降温解热、降血糖，玉米须可用于痢疾，玉米苞叶用于膀胱结石。

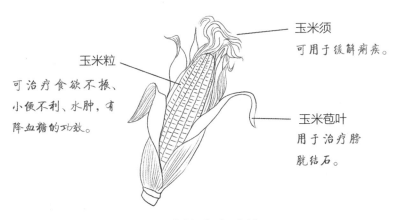

玉米须
可用于缓解痢疾。

玉米粒
可治疗食欲不振、小便不利、水肿，有降血糖的功效。

玉米苞叶
用于治疗膀胱结石。

玉米的食疗功效

小麦：干燥轻浮瘪瘦者，也就是在淘洗时浮在水面上的那部分小麦，叫作浮小麦，浮小麦也可以入药，中医认为浮小麦味甘性凉，可入心经，能止汗。具有益气、除热、止汗的功效。常用于治疗骨蒸劳热，自汗盗汗。

小麦：味甘，性凉，入心、肾经，可除烦止渴、利尿通淋、养心益肾。

赤小豆：味甘，性酸平，入心、小肠经，可健脾利湿、消肿解毒。

绿豆：味甘，性凉，入心、胃经，可消暑利水。

白扁豆：味甘，性微温，入肝、脾、胃经，可健脾化湿。

菠菜：味甘，性凉，入胃、大肠经，主治胃热烦渴、消渴多饮、便秘。

包菜：味甘，性平，入肝、胃经，可用于胃及十二指肠溃疡、慢性胆囊炎等。

花菜：味甘，性平，入肝、肺经，可化痰止咳、健脾和中，主治痰热咳嗽、脾胃不和、肝热神昏等。

芹菜：味甘苦，性寒，入肝经，可清热平肝，降血压，主治头晕头痛、肝经郁热。

香菜：味辛，性温，入肺、脾经，可发汗透疹、消食下气，用于感冒发热、麻疹已透者。

✑ 饮食不节

饮食以适度为宜，过饥或过饱都会影响身体健康。

过饥——饮食水谷是人体后天之精的化生来源，如果摄食不足，则会导致气血生化失源，脏腑失养，从而正气亏虚，人体防御能力下降，易遭受外邪侵袭。长期摄食不足，还会损伤脾胃之气，导致胃脘疼痛等症。

过饱——饮食过度同样会影响身体健康。轻者，由于过度饮食而超过脾胃消化能力，积食停滞，出现胃脘胀满、呕吐、泄泻等症状；重者则可伤及脾胃，导致运化功能失常，从而聚湿生痰，引发糖尿病、肥胖、心脉痹阻等疾病。

✑ 饮食不洁

饮食不洁即食用不洁净的食物。多是由于缺乏良好的卫生习惯，食用被寄生虫污染的食物或误食有毒食物。饮食不洁常可导致胃肠疾病，出现呕吐、泄泻、痢疾、脘腹胀痛等不适，有的还会引起寄生虫病。

如果夏季进食腐败变质的食物，常会出现剧烈腹痛、吐泻等中毒症状，尤其需要注意。而误食有毒食物如毒蘑菇、有毒蔬菜可导致机体中毒，出现头晕、幻觉、呕吐，重者可出现昏迷或死亡。

中医必背

饮食自倍，肠胃乃伤。

《素问·痹论》

意思是饮食过量，就会损伤脾胃，这是脾胃病的常见原因，强调了饮食失节的致病因素。所以我们养生强调食不过饱，尤其是对晚餐而言，俗语说得好："早食好，午食饱，晚食少。"此外还要避免大饥大渴之后暴饮暴食。

心脉痹阻：瘀血、痰浊、阴寒、气滞等因素痹阻心脉，以心悸怔忡、胸闷心痛，痛引肩背或手臂，时发时止为主要表现的病症。与现代医学的心绞痛、心肌梗死类似。

中医必背

水谷之寒热，

感则害于六腑。

《素问·阴阳应象大论》

这句话说的是食物本身有寒、凉、平、温、热之性，长期食用寒凉或温热的食物，则会损伤脏腑，产生疾病。如进食过多寒性食物会损伤脾胃，造成脾胃虚寒，腹痛腹泻。体虚胃寒的人尤其要少吃生冷食物，特别是在阳气升发的夏天更应注意。

所胜：胜，克。所胜指的是相克关系。如木克土，即肝胜脾，脾为肝所胜。

✑ 饮食偏嗜

饮食偏嗜即偏好食用某种性味的食物，包括偏嗜寒热、偏嗜五味。

偏嗜寒热

良好的饮食要求寒热适中，寒性食物具有清热解毒、清热泻火、清热通便、清热燥湿的作用，但过分偏食生凉之品，易伤及脾胃阳气，出现腹泻、四肢冰凉等症状，脾胃失于运化，则聚湿生痰，或日久化热。热性食物具有温中散寒、助阳补火、补中益气、补肾壮阳的作用，但过分偏食温热之品，则易导致胃肠积热，出现口渴、腹满胀痛、便秘等症状。

偏嗜五味

饮食中有五味，酸苦甘辛咸，分别对应五脏，偏嗜某种性味的食物，则易导致该脏之脏气偏盛，五脏失调，伤及其所胜之脏。

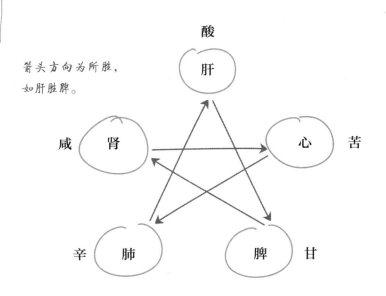

箭头方向为所胜，如肝胜脾。

五脏所胜之脏

是故多食咸，则脉凝泣(sè)而变色；多食苦，则皮槁而毛拔；多食辛，则筋急而爪枯；多食酸，则肉胝(zhī)皱而唇揭；多食甘，则骨痛而发落。

——《素问·五藏生成》

①凝泣：凝结而不畅通。泣，通"涩"。

②毛拔：毛发脱落。

③胝皱：胝，指手脚掌上的厚皮，俗称茧子。胝皱是指皮肉因生茧而皱缩。

④唇揭：揭，为掀起之意，指嘴部肌肉角质变厚导致嘴唇掀起。

这段话的意思是：咸味食用过度，则肾气相对偏盛，伤及心气，对心主脉的功能产生影响，出现血脉运行不畅。苦味食用过度，则心气偏盛，伤及肺气，则肺主皮毛功能受损，出现皮肤枯槁，毛发脱落。辛味食用过度，则肺气偏盛，伤及肝气，则肝主筋功能受损而筋脉拘急、爪甲枯槁。酸味食用过度，则肝气偏盛，伤及脾胃，则肌肉皱缩。甘味食用过度，则脾气偏盛，伤及肾气，肾主骨功能受损，出现骨痛发落。

所以根据五味偏嗜的规律，《黄帝内经》也提出了五味忌口。

五禁：肝病禁辛，心病禁咸，脾病禁酸，肾病禁甘，肺病禁苦。
——《灵枢·五味》

其理论依据是五行学说，肝在五行属木，辛味在五行属金，按照五行学说，金能克木，故肝病者应禁食辛味食品，防止肝脏受伤，其意是食用辛味食品可以助肺金之气，进而克伐肝脏。其他各脏病变依此类推。

除脏腑之外，气血筋骨发生疾病时，饮食上也有五味的禁忌。

病在筋，无食酸；病在气，无食辛；病在骨，无食咸；病在血，无食苦；病在肉，无食甘。

——《灵枢·九针论》

第十课
情绪也能让人生病——七情致病

七情，即喜、怒、忧、思、悲、恐、惊，是人体正常的情志活动及情绪体验。中医认为，情志的产生与脏腑精气密切相关，是人体生理和心理活动对外在环境所做出的反应。

七情本是正常的情志活动，但太过或不及，以致人体无法调控时，不仅会影响到人的精神生活，还会伤及脏腑，影响气机运行，产生相应的疾病，即七情内伤。比如，影视作品中经常会出现的，某人因为一些事情而盛怒，会突然晕厥，或者口眼㖞（wāi）斜而脑卒中。这就是典型的怒气太过导致疾病的例子。除了情志失宜伤及脏腑外，脏腑精气虚衰，正气虚弱，对情志刺激应答减弱，同样会引发疾病。比如有人会有这样的体验，某段时间内经常会感到害怕，很容易被吓到，这就是胆气不足或心气不足所致。

怒气太过：怒是肝的情志，过怒则伤肝，怒则气上，肝气随之逆而上行，就会出现厥逆，表现为晕厥，突然晕倒，不省人事，甚至脑卒中。高血压患者中肝阳上亢者尤其要注意调畅情志，保持心态平和，因这类人本身肝气上浮，如再加上发怒，肝气上升得更加剧烈，血压突然增高，极易发生脑血管意外。

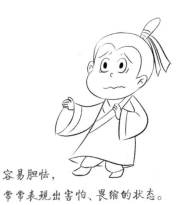

容易胆怯，
常常表现出害怕、畏缩的状态。

胆气不足

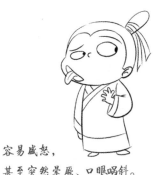

容易盛怒，
甚至突然晕厥、口眼㖞斜。

肝气太过

七情内伤是中医常见的病因之一,其他还包括六淫(风、寒、暑、湿、燥、火)、疠气、饮食失宜、劳逸失度、病理产物(痰饮、瘀血、结石)、寄生虫、外伤、药物使用不当或药毒等。

> 六淫,天之常气,冒之则先自经络流入,内合于脏腑,为外所因。七情,人之常性,动之则先自脏腑郁发,外形于肢体,为内所因。其如饮食饥饱,叫呼伤气,尽神度量,疲极筋力,阴阳违逆,乃至虎狼毒虫,金疮踒折(wō shé)①,疰忤(zhù wǔ)②附着,畏压缢溺,有背常理,为不内外因。
>
> ——《三因极一病症方论》

《三因极一病症方论》将病因分为内因、外因和不内外因三类,即三因学说。其中七情内伤属于内因之列,六淫属于外因,饮食劳倦、虫兽金刃所伤等为不内外因。

☉ 解码七情与脏腑的关系

情志活动与人体脏腑有着密切的关系,在《素问·阴阳应象大论》里有言:"人有五脏化五气,以生喜怒悲忧恐。"中医认为,情志活动以脏腑精气为基础,尤与气机(气的运行)的关系最为密切。

打个比喻,假如人体是一座房子,那么精就是房子的外部结构。而先天之精就是钢架结构,决定了房子本身的形状、稳固程度等;房子的装修就是后天之精,决定了房子内部的呈现。而气就是房子外部结构所形成的空间,它虽看不见、摸不着,但与房子的外部结构一起,支撑着整个房子的存在。

疠气:具有强烈致病性和传染性的外感病邪,由疠气导致的疾病称为疫,疫疠、瘟疫,发病急骤、来势凶猛、病情险恶、变化多端,极易传染。

①踒折:骨折。

②疰忤:就中恶,俗称中邪,由于冒犯了不正之气所引起的,表现为错言妄语,牙紧口噤,或头旋晕倒,昏迷不醒。

五气:五脏化生的情志活动,心生喜,肝生怒,肺生悲,脾生忧,肾生恐。

当然，神就是房子里的主人。房子外面狂风暴雨，主人会锁紧门窗，如果房子够好，那室内将不会受太大的影响，主人可以在房子内安然躲过暴风雨。也就是说，人体精气基础扎实，那么身体的防御力就会很强。但是倘若房子密封性不好，甚至房子的地基打得不稳，在狂风暴雨面前摇摇欲坠，那么风雨进入屋内，就会使主人在房子里惶恐不安。这就是，人体精气基础薄弱，免疫力低，在遭受外邪侵袭时，不仅身体上会有变化，情志活动也会受到影响。

因此，脏腑精气是情志活动的基础，且情志活动的产生是精气对外部环境所做出的反应，身心互相影响，人体是身体和心理合而为一的整体。

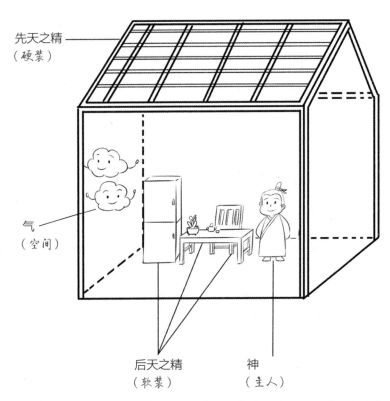

先天之精
（硬装）

气
（空间）

后天之精
（软装）

神
（主人）

人体是一座房子，先天之精就是钢架结构，房子的装修就是后天之精。气就是房子的外部结构所形成的空间，它虽看不见、摸不着，但与房子的外部结构一起支撑着整个房子的存在。神就是房子里的主人。

人体精气神与房子类比示意

情志与五脏存在特殊的对应关系，即五志：肝在志为怒，五行属木；心在志为喜，五行属火；脾在志为思，五行属土；肺在志为忧，五行属金；肾在志为恐，五行属水。五行相生相克的规律同样适用于五志。

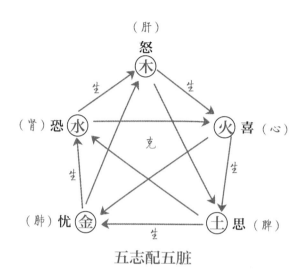

五志配五脏

🎵 病由心生——看情志如何致病

首先，七情致病可直接伤及所对应的脏腑。突然、强烈、持久的情志刺激，超过了人体的正常承受范围，就会导致相应脏腑的病变。

大怒则伤肝，过度思虑则伤脾，过度悲忧则伤肺。比如之前文中提及的大怒伤肝而致晕厥、脑卒中的例子；再如《红楼梦》中的林黛玉，性格悲观，经常梨花带雨，悲忧不止，所以才有咯血及喘证的发生，这就是过度悲忧而伤肺的例子。

林黛玉：悲伤肺的典型，她情志抑郁，伤春悲秋，《葬花吟》就是最好的例子，她悲伤过度，然后患上了肺病，稍稍激动就咳嗽、咳痰，甚至咯血。

许多青少年在高考阶段，脾胃功能会大大下降，表现为脾胃虚弱，常常饭后觉得困乏，其中一个原因就是高考压力过大、思虑过度。

其次，情志失调最易影响气机运行。《素问·举痛论》中说："怒则气上，喜则气缓，悲则气消，恐则气下，惊则气乱，思则气结。"

怒则气上，过怒则肝气易上逆，甚至血随气逆，出现面红目赤、头目胀痛。比如吵架吵得面红脖子粗，就是因为怒气太盛，肝气上逆所致。有时愤怒到极点，还会气得吐血、晕厥。

喜则气缓，过喜则心气涣散不收，神不守舍，出现神志失常，癫狂、神昏，甚至心气暴脱，出现大汗淋漓、气息微弱、脉微欲绝等症状，范进中举就是最好的例子。

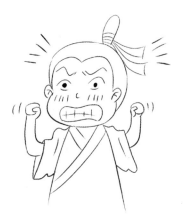

怒则气上，发怒时肝气上逆，人就会面红目赤，头胀痛，面红脖子粗。

怒则气上

悲则气消，过悲则肺气耗伤。人在悲伤时，常会哭哭啼啼，导致肺气大虚，同时损伤气血，出现精神不振、气短、乏力、胸闷等症状。《红楼梦》中黛玉葬花就是悲则气消的绝好例证。

恐则气下，过度恐惧则肾气不固，最常见的就是二便失禁。如当人遇到惊恐之事时，心理素质薄弱者常会出现大小便失禁的情况，这就是恐则气下所致。

心气暴脱：心阳衰极，阳气暴脱，平常心阳不足的患者容易发生，大出血病人也容易发生。可见到突然冷汗淋漓，四肢冰冷，面色苍白，呼吸微弱，口唇青紫，神志模糊或昏迷，相当于现代医学的急性心力衰竭，是临床上的危急重症。

肾气不固：肾中之气具有固摄二便的作用。人在恐惧时，气血会向下运行，会出现肾气受伤的表现，如大小便失禁。

惊则气乱，突然受到惊吓则气机紊乱，出现心神不定、慌乱失措、神志错乱等表现。如"惊出一身冷汗""一惊之下手足无措"。另外，受惊之时，气血紊乱，还会影响思维能力，以致反应迟钝，一时呆在当场。

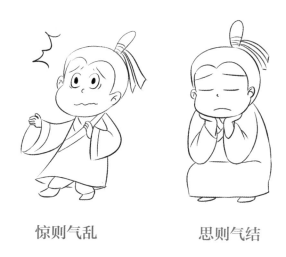

惊则气乱　　　　　　思则气结

思则气结，过度思虑则伤脾，导致脾气郁结，出现食欲不振、腹胀、腹泻、便秘等症状。比如刚刚失恋的人，由于伤心过度，思虑过多，最易出现的就是食欲不振。

情志疾病最易影响心、肝、脾三脏。这是因为在中医里，心藏神，主人之神志活动；肝主疏泄，调畅情志；脾主运化，主思。所以这三脏与情志关系最为密切，也最容易受到影响。

再者，情志失调易伤潜病之脏腑。潜病之脏腑即存在潜在疾病风险的脏腑，或者是已罹患某种疾病的脏腑。比如，曾出现过心脏病的病人，受到强烈的刺激，首先会导致心脏病的复发。再如，素有头痛者，遇情志刺激则首发头痛之症。

最后，七情变化影响病情进展。由于情志活动与脏腑精气互相影响，因此情志对疾病的预后有极大的影响，根据临床观察，性情豁达、积极乐观者，往往疾病恢复较快；而悲观、情绪低落常会诱发疾病，或使病情加重。

✎ 情绪治病的神奇方法

情志相胜法。五行对应五脏五情，五行的相克规律同样适用于五情，所以可以利用五行相克的关系，对情志疾病进行治疗。正如《素问·阴阳应象大论》所说："**怒伤肝，悲胜怒**（即金克木）；**喜伤心，恐胜喜**（即水克火）；**思伤脾，怒胜思**（即木克土）；**忧伤肺，喜胜忧**（即火克金）；**恐伤肾，思胜恐**（即土克水）。"

据《古今医案按》记载，一对小夫妻结婚不久，丈夫就外出经商，一连两年音讯全无。妻子思念丈夫过度，得了病，整天坐在床上，昏昏沉沉的，也不吃饭，就像痴呆一样。家人请朱丹溪诊病，丹溪摸脉后说："这病是因思而起，可以怒治之。"于是让病人的父亲斥责病人不知廉耻，还伸手打了她。病人是个性格刚烈之人，受责后大怒，争辩说妻子想念丈夫没什么不对，说罢大哭。过了一会儿，丹溪让人去安慰她，又给她服了一剂药。还真是灵验，这病当下就好了。不久，丈夫回来，妻子的病就再也没犯过。

忧伤肺，喜胜忧；喜是火，悲是金，火克金，所以遇到悲伤的事情，无法排解时，找件高兴的事情想一想，一喜之下，悲伤也就减轻了。五情讲究相对平衡，要避免一种情绪过度，否则情绪亢盛，得不到制约，就会损害相应的脏腑，产生疾病。

朱丹溪：名震亨，元代著名医学家，金元四大名医之一。善用滋阴药物，倡导"阳常有余，阴常不足"，为"滋阴派"的创始人。

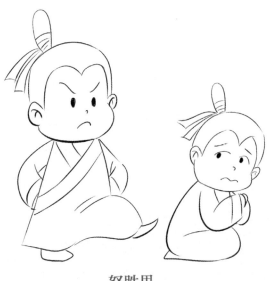

怒胜思

《黄帝内经》虽为医书，却包含了许多人生哲理。比如阴阳之道，万物皆可一分为二，曰一阴一阳，说明事物都具有两面性。这告诉我们，日常生活中所遇之事，都可以从不同角度进行解读。所以，当遇到不如意之事时，应当以积极的态度，从中发现它好的一面，以此调整心态。

再如《黄帝内经》告知人们应当顺应四时以养生。这不仅是对身体层面的要求（春天晚睡早起，广步于庭，披发缓形；夏季更进一步晚睡早起，多事劳动；秋季早睡早起，与鸡俱兴；冬季早睡晚起，必待日光，去寒就温），也是对心理层面的要求，即春夏应以仁善为主，避免杀伐之气，秋冬应以静气为主，避免妄动伤阳。

披发缓形：披发，就是披散头发。例如外出时把头发扎起来，在家里把头发披散，因为这时最放松，无须约束生机。缓形，放松腰带穿宽松的衣服，也意味着放松心情，不要约束生发之机，应适应春季的生发之气。

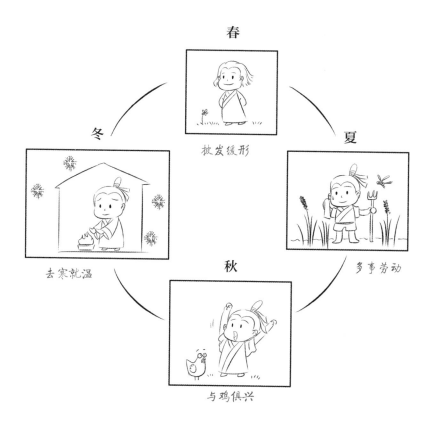

顺应四时以养生

第十一课
体内的病理产物——痰饮和瘀血

水停在身体里是怎么了

痰饮，即人体水液代谢障碍所形成的病理产物，包括痰和饮。瘀血，即人体血液运行障碍所形成的病理产物。两者一方面是疾病的病理产物，另一方面又是导致其他疾病、加重病情的新的病理因素，因此又被称为继发性病因。

停止运动的水就是痰饮

痰和饮不同，痰指较浓稠者，饮指较清稀者。这里的痰与日常人们所讲的不同，它包括**无形之痰**和**有形之痰**。日常所讲的痰属于

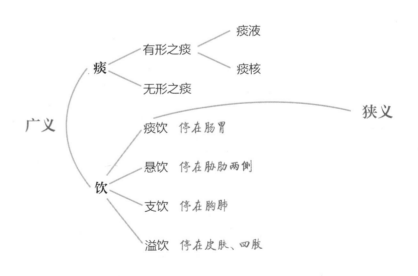

痰和饮

有形之痰，指的是视而可见、闻而有声的液体痰，从肺里咳出来的痰。除此之外，还指固体痰，即痰核，类似于现在医学的慢性淋巴结结核。

无形之痰则指看不见其形，但可以通过一些症状确定的痰，如眩晕、心悸气短、恶心呕吐、癫狂。

饮是质地较清稀者，其流动性较大，可停留在身体不同部位，形成不同的饮证：如痰饮（狭义之痰饮），指停留在胃肠者；悬饮，指停留在胸胁两侧者；支饮，指停留在胸肺，不能平卧者；溢饮，指泛溢于肌肤，四肢水肿者。

四饮的说法出自《金匮要略·痰饮咳嗽病脉证并治第十二》。

"**其人素盛今瘦，水走肠间，沥沥有声，谓之痰饮。**"大意为，患痰饮之证（狭义之痰饮）者，平素身体肥胖，但目前消瘦，水游走在肠间，有沥沥之声。多因饮食不节，脾胃运化功能受损，导致水液代谢障碍。久而久之，由于脾胃水谷运化不足，不足以输送营养于全身，因此消瘦。其人多食后犯困，舌苔白腻或黄腻，脉沉弦或滑数，可以**苓桂术甘汤**温阳化饮，健脾利湿；若兼有短气，则可选用**肾气丸**，将水湿从小便排出。

"**饮后水流在胁下，咳唾引痛，谓之悬饮。**"大意为，饮邪停留在胸胁，症见胁下胀满、咳嗽时两胁牵引作痛，或兼见干呕、短气、头晕目眩，舌苔白滑，脉沉弦。可用**十枣汤**攻逐水饮。

"**饮水流行，归于四肢，当汗出而不汗出，身体疼重，谓之溢饮。**"大意为，水饮过多超过脾胃运化功能，无法以汗液形式排出，停留于皮肤肌表和四肢，身体困重疼痛，因而为溢饮。溢饮之症应当发汗，从汗而解，以**大青龙汤**或**小青龙汤**主之。

痰核：泛指体表的局限性包块。表现为皮内生核，多少不等，包块不红不热，不痛不硬，推之可移，多发于颈项、下颌、四肢及背部等处。

《金匮要略》：中医经典著作之一，为汉代张仲景所著，被古今医家誉为方书之祖，医方之经，治疗杂病的典范。

胸胁：前胸和两腋下肋骨部位的统称。

中医必背

形体丰者多湿多痰。

《张聿青医案》

▼

素体肥胖之人多有无形之痰存在，这是因为脂肪具有"痰"秽浊、黏滞、稠厚的特性，是由体内水湿的秽浊部分凝集而成，所以中医上有"肥人多痰湿"的说法。这类痰湿体质的人脾胃功能相对较弱，可选择陈皮、黄芪、茯苓、白术、山药等具有健脾作用的养生中药，并坚持适度运动，增强脾胃的运化功能。

瘰疬：中医病名，表现为豆粒大小的圆滑肿块，累累如串珠，不红不痛，溃后脓水清稀，夹有败絮状物，常发生于颈部、耳前后。

"咳逆倚息，短气不得卧，其形如肿，谓之支饮。"大意为，支饮表现为咳嗽气喘，少气，不能平卧，身体水肿。支饮近似于西医的渗出性心包炎。若兼见胸满，可用**厚朴大黄汤**。

此外，还有**留饮**，即水饮停留，日久不化而成，其人多短气、脉沉；**伏饮**为水饮潜伏于体内，复感邪气可诱发，类似于支气管哮喘类的疾病。

痰饮致病的特点

阻滞气机运行，影响水液代谢。痰饮是停滞的水液，但可随气流行于全身，阻滞在各个部位，或停滞于经脉，或停滞于肌肤，或停滞于脏腑。阻滞在任何地方，都会影响气机运行，发为不同的疾病。痰饮阻滞经脉，气血运行不畅，则会出现肢体麻木拘急、屈伸不利，或者表现为痰核瘰疬（luǒ lì）等，相当于淋巴结结核。痰饮阻滞脏腑气机，如阻于肺可表现为胸闷气喘、咳嗽吐痰。

致病广泛，变化多端。痰饮还可兼夹风寒邪热，甚至上扰心神。临床上病症繁多，有"百病多由痰作祟"之说。如痰蒙心神，表现为神志错乱、抑郁、痴呆、举止失常，甚至昏迷、不省人事、口吐白沫，并见喉有痰声、胸闷、呕吐、舌苔白腻、脉滑。若痰火交加，可致痰火扰神，出现神志躁狂、神昏谵语、发热、咳吐黄痰、胸闷、心烦、失眠等症状，舌质红、苔黄、脉滑数。再如寒湿困脾，则食欲不振、脘腹胀满、肢体困重、腹痛泄泻、肢体肿胀、舌苔白腻、脉濡缓或沉细。

百病多由痰作祟（指的是痰会随着气在体内脏腑经络里流窜，留滞在哪里就会导致哪里生病。）

有瘀血就有疼痛

瘀血产生的原因

首先，瘀血与血瘀概念不同。瘀血指的是一种病理产物，血瘀指的是血液流通不畅的一种状态。所以凡是能导致血液运行不畅的因素，都能导致血瘀证的出现，包括气滞血瘀、外伤血瘀、气虚血瘀、血寒致瘀和血热致瘀。

气机运行不畅，无法推动血液运行，可导致瘀血。

外伤致出血，血液凝固，无法完全排出体外而成瘀血。

气虚无力推动血液运行，血液停滞，同样能够导致瘀血。

血得热则行，得寒则凝，外感寒邪或阴寒内盛可导致血液凝滞而为瘀血。

外感火热或阳热内盛，血热互结，煎灼血中津液而致黏稠，因而运行不畅而为瘀血；或血热迫血妄行，流行于血管外，积聚在体内，形成瘀血。

血热互结：人体感受邪热或内生火热之后，血液受到火热煎熬，变得黏稠，两者互相裹结，导致瘀血，不易去除。此外火热还会催动血液加快运行，以至于溢出脉外，变成瘀血。女子平时月经量少，颜色紫暗，舌头发暗，若再加上喜欢吃麻辣、辛辣、味重的食物，内火过重，则容易导致血热互结，形成瘀血，发为闭经。

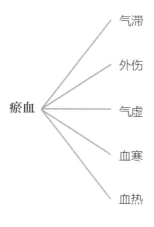

瘀血 —— 气滞
外伤
气虚
血寒
血热

瘀血产生的原因

瘀血致病，首先疼痛部位固定，舌质紫暗有瘀点，脉细涩或结代。一般瘀血致病表现为刺痛，且疼痛是固定不动的，拒按。还常见到皮下肿块或局部青紫，且一般面色、唇色、手指甲都发紫、发暗，舌下静脉粗大，皮肤干燥起皮屑，肌肤如鳞甲一般，脚后跟开裂。

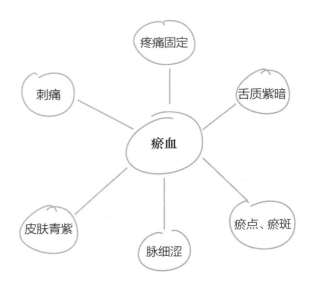

如何判断瘀血的存在

瘀血致病的特点

瘀血在身体内形成后，不仅失去正常血液的濡养作用，而且反过来还会影响全身血液的运行，导致疾病。

瘀血致病，阻滞气机，影响血脉运行。血能载气运行，血瘀可导致气机郁滞，而气机郁滞又会导致血液运行推动障碍，加重瘀血，形成恶性循环。而瘀血停留，气血运行有障碍，机体得不到濡养滋润，会影响新血的形成。所以有"瘀血不去，新血不生"之说。瘀血日久，因失于濡养，则会出现肌肤甲错、毛发不荣等症状。

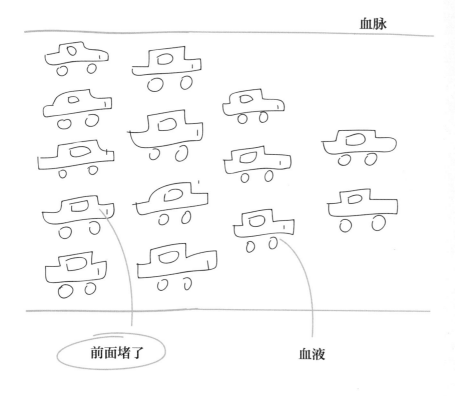

血脉

前面堵了

血液

瘀血影响血脉运行示意图

瘀血致病广泛，病症繁多。 瘀血可阻滞于身体各个部位，形成不同的疾病。瘀血痹阻心脉，则可出现心悸、胸闷、心痛、刺痛，痛引肩背（近似心绞痛或心肌梗死），舌质晦暗或有紫斑，脉细涩或结代。瘀阻于脑，则脑脉不通，出现突然昏倒、不省人事、痴呆、语言不流利等症状。瘀阻于肝，则肝气郁滞，经脉不通，可见胸胁疼痛、有肿块。

瘀阻胞宫，则经脉运行不畅而出现痛经，痛处固定、拒按，或者闭经，经色紫暗有块，排出则痛减。瘀血阻于肌肤则可见皮肤青紫，或有肿块。

瘀阻胞宫：瘀阻胞宫最明显的症状是月经前或月经期间小腹刺痛，痛处固定，血色紫暗，夹有大小血块，血块排出疼痛减轻。调理血瘀体质首选的中药是丹参，和山楂同用，有很好的活血化瘀效果。

中医必背

望而知之谓之神，闻而知之谓之圣，问而知之谓之工，切而知之谓之巧。

《难经·六十一难》

说的是中医诊病的四种境界。虽然其中有夸张的成分，但可以看出望诊的重要性，许多医术高明的医生通过细致地观察病人的形态、神色、面色等，不用病人开口，就能知道所患何病，病有多严重。

第十二课
舌象、脉象中的玄机

☙ 舌上的秘密——看舌诊病

中医看病有四个秘密武器——望闻问切，其中舌诊是望诊中最具特色的一种诊法，也是中医临床最常用到的望诊方法。舌诊主要是对舌质和舌苔两部分进行诊察，我们可以对着镜子看自己的舌头，外面一层薄薄的、白色的苔状物是舌苔。舌苔下隐隐见到的淡红色的舌体，就是舌质。

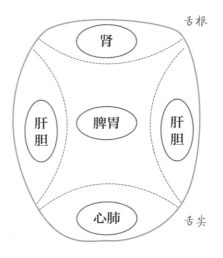

舌体不同部分与脏腑的对应关系

舌质

舌质要从形态和颜色两方面观察。

形态主要有老嫩、干润、荣枯、软硬、齿痕、舒缩、胀瘪、战痿、凸凹。

老嫩：凡实证的疾病，舌质显示苍老之象；凡虚证的疾病，舌质显示娇嫩之象。舌质的老和嫩是判断疾病虚实的重要标准。

干润：津液充足，则舌质显出润滑之象；津液亏乏，则舌质显出干燥之象。舌质的干和润是判断人体阴液的重要标准。

荣枯：舌质看起来红润有光泽、有生气、有光彩，则说明病轻，疾病一般向好的方向发展；舌质看起来干枯死板、晦暗失去光泽、失去光彩，则说明病重，疾病一般向不好的方向发展。舌质的荣枯也叫"舌神"，是舌诊的第一印象。

软硬：舌质如软，则表示人体的阳气、阴液都很充盛；舌质如硬，则是脉络得不到滋养的征象。

齿痕：是指舌边有无齿痕，舌体不胖而有齿痕的，多为脾虚或气虚；舌体胖而有齿痕的，多为脾虚湿盛所致。

舒缩：所谓舒，就是伸展的意思。舌能伸出，但是无力的话，多为气虚；舌伸出来，好像被绳线吊着，是经脉不和，一般是因为燥或者寒；舌伸不出来的，或为风邪，或有痰邪，或是心脾燥热。所谓缩，是卷而短的意思。舌缩而舌边卷的，多为胃液燥极；舌卷而缩短的，是肝气将绝的表现。

胀瘪：舌质肿胀的，或是水湿浸淫，或是痰饮上溢，或是湿热上壅。舌质瘪薄而小的，或是心血虚，或是阴枯，或是内热消灼肌肉。

老嫩：老舌舌质纹理粗糙，缺乏润泽，形状坚实苍老，一般主实证。嫩舌纹理细腻，水分较多，形状浮胖娇嫩，一般主虚证。

齿痕：舌两侧出现的牙印，常常与胖大舌一起出现，多表示脾气虚，湿盛。脾虚湿盛的人常常体型肥胖，不爱运动，其实越不爱动，越是脾虚，肌肉松弛。

肿胀：舌体肿大，阻塞满口，甚至不能缩回闭口，多是因为热毒、酒毒上壅所致。另外有一种胖大舌，舌体较正常者大，伸舌满口，常伴有齿痕，为脾虚湿盛所致，与此不同，可供鉴别。

战痿：战是指颤动不安，蠕蠕微动，虚火或实火都有可能，都是里证。痿是指软而不能动，突然的痿多为热灼，长时间的痿多为阴液亏虚到极点。

凸凹：所谓气盛则凸，气陷则凹。凸者，起瘰也，多为肠胃热毒内伏；凹者，缺陷也，多为脏腑萎顿无力。

舌色(舌质颜色)

舌的本色是红色。红色较淡的，呈淡红色，多为正常或血虚；淡红带青色的，是血分虚寒。红色较深的，呈绛色，多为血热；舌尖绛色，心火上炎；舌根绛色，血热内燥；全舌色绛伴深紫，紫且干晦的，是肝肾亏竭。舌紫而润晦的，一般是脾胃有瘀滞。

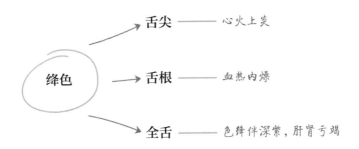

绛色 ——→ 舌尖 —— 心火上炎
绛色 ——→ 舌根 —— 血热内燥
绛色 ——→ 全舌 —— 色绛伴深紫，肝肾亏竭

舌苔

舌苔我们应该从哪些方面来看呢？主要有舌苔的有无、厚薄、松腻、偏全、糙黏、纹点、瓣晕等。

有无：舌上无苔的，多是脾胃虚；患病有苔的，多是有里滞。

厚薄：苔薄的，一般是初见表邪；苔厚的，一般是病邪滞留在体内比较深入了。舌苔由薄转厚，提示病邪从表转里，病情由轻转重。舌苔由厚变薄，多为正气来复，病情逐渐好转的表现。

松腻：用手或者压舌板之类的擦拭舌苔，能够擦掉的，就是舌苔比较松，说明正气充足；擦不掉刮不下来，颗粒比较致密，上面好像罩着一层油腻状黏液的是腻苔，多是秽浊之邪(痰饮、湿浊)盘踞体内的表现。

偏全：苔满布全舌，多是湿、痰、食滞之象。如果苔偏布于某一局部，一般可认为是胃气不足，且有积滞。

糙黏：秽浊是糙，胃液已伤，不能润泽于舌；痰涎是黏，邪气结在体内，清气被抑制。

纹点：苔上有断裂的纹迹，为裂纹舌，是阴液亏竭，脾胃大伤的表现。苔上犹如碎米点的，可能是体内有寄生虫或者热毒内伏。

瓣晕：苔有瓣晕，是因为脏腑实火熏蒸。

苔色（舌苔颜色）

苔色白而薄的，是寒邪在表，或者气郁不舒；**苔色白而厚**的，一般是脾胃有寒，或者痰湿不化。

苔色黄薄而滑的，是表邪未解，邪热还没伤津；**苔黄质厚而秽浊**的，是病邪已经入里，而且黄浊的程度越深，邪热内结的程度越严重。

苔色淡白，多寒多湿。如果满布细纹理，则提示脾虚而湿盛。

☞ 把脉真的有那么玄吗

脉象是手指感觉脉搏跳动的形象，或称为脉动应指的形象。人体的血脉贯通全身，内连脏腑，外达肌表，运行气血，周流不休。所以，脉象能够反映全身脏腑功能、气血、阴阳的综合信息。脉象的产生，与心脏的搏动、心气的盛衰、脉管的通利和气血的盈亏及各脏腑的协调作用直接有关。

裂纹舌：值得注意的是，部分正常人也会出现裂纹舌，所以我们不能一看到裂纹舌就认为是大病之象，要结合病人的病情整体考虑。

瓣晕：舌苔厚而形如花瓣状，色多为灰黑，一般而言，一二瓣尚轻，三四瓣已重，六七瓣极重而难治，多见于湿温病、瘟疫。

气血的盈亏 气血是构成人体组织和维持生命活动的基本物质，脉管必须依赖气血的充盈才能充实有力。如果气血不足，那么脉象细弱或虚软无力；气滞血瘀，那么脉象细涩不利；气盛血流薄疾，那么脉象就多洪大滑数。

脉诊的方法

脉诊的方法有很多种，目前最常用的是"寸口脉法"。这种方法是指单独切按桡骨茎突内侧一段桡动脉的搏动，根据其脉动形象，以推测人体生理、病理状况的一种诊察方法。寸口脉分为寸、关、尺三部，两只手各有寸关尺，每一部又根据脉诊深度分为浮、中、沉，合为九候。

寸口脉法：寸口分为寸、关、尺三部，两手各有寸关尺，和人体的五脏对应，左手寸关尺对应心肝肾，右手寸关尺对应肺脾肾。

浮、中、沉：用指目按压在脉的位置上，用轻、中、重三种力度去感受脉象的不同深度的表现。

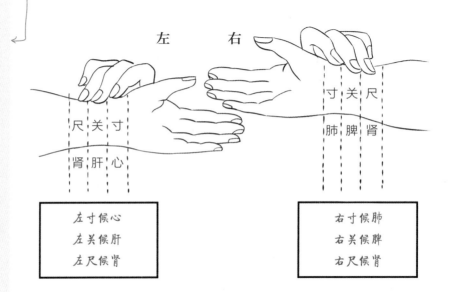

寸口脉法

脉诊的时间

脉诊的时间以清晨起床、未进食为最佳。诊脉时病人的体位是正坐或仰卧，前臂自然向前平伸，与心脏置于同一水平，手腕伸直，手掌向上，手指微微弯曲，在腕关节下面垫一个松软的脉枕，使得寸口脉充分暴露。

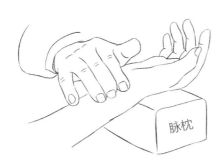

诊脉的正确手法

脉诊的手指

医生在诊脉的时候应当选用左手或右手的食指、中指、无名指三个手指的指目，手指的指端平齐，手指略呈弯弓形倾斜，与被诊者皮肤成45°。医生的手指先以中指按在掌后高骨内侧动脉处，称为"中指定关"，然后用食指按在关前定寸，无名指按在关后定尺。

正常人每分钟呼吸16~18次，每次呼吸伴随着脉动4~5次，脉搏次数每分钟64~90次。医生对病人诊脉的时间一般不少于50次跳动的时间，每次诊脉每手应不少于1分钟，两手以3分钟为宜。

脉象的辨识

脉象的辨识主要从脉位、脉次、脉形、脉势等方面来判断，脉位是指脉搏跳动的部位和长度；脉次是指脉搏跳动的至数（脉搏在一呼一吸间跳动的次数）与节律；脉形是指脉搏跳动的宽度等形态；脉势是指脉搏应指的强弱、流畅程度等。

正常的脉象

正常的脉象特征是：寸关尺三部均有脉，不浮不沉，不快不慢，脉象不大不小，从容和缓，节律一致，尺部沉取有一定的力量。一个正常的脉象，特征为"有胃、有神、有根"。

指目：指尖隆起处。因指尖感觉敏锐，故用此处确定脉象。

脉位：脉诊的第一印象，当三指放在脉搏上时，首先感受到的是脉搏跳动位置的深浅。其次能感受到脉搏跳动的快慢，这是脉搏给我们的第二个信息，就是脉次。然后我们会留意到脉搏跳动得是否规律，这是第三个信息。脉管的质感，是柔软还是坚硬，脉的长度是短于三指还是长于三指，这是脉形。

有胃——脉象能体现出胃气，首先摸上去脉体是柔软的，指下的搏动是很顺滑的。其次是有从容和缓的感觉，就是脉象不快不慢，不浮于表面，也不是沉取才能得。这样的脉象提示脾胃运化功能正常，身体营养状况良好。

有神——脉象有神气，柔和有力，摸上去柔软不坚硬，搏动有力，是刚柔并济的感觉，而且脉律整齐，搏动规律，不会忽快忽慢，提示精气充盈。

有根——脉象有根基，表现为尺脉沉取能摸到，而且搏动有力，提示肾气不绝。

疾病反映在脉象上发生的变化，称为病脉，病脉数目众多，纷繁复杂，而且常常夹杂出现，一般人很难分辨，初学者不必强求完全掌握，本课提供的病脉表仅供参考。

常见病脉归类简表

脉纲	共同特点	相类脉		
		脉名	脉象	主病
浮脉类	轻取即得	浮	举之有余，按之不足	表证，亦见于虚阳浮越证
		洪	脉体阔大，充实有力，来盛去衰	热盛
		濡	浮细无力	虚证、湿困
		散	浮取散漫而无根，伴至数或脉力不匀	元气离散，脏气将绝
		芤（kōu）	浮大中空，如按葱管	失血、伤阴
		革	浮而搏指，中空边坚，如按鼓皮	亡血、失精、半产、崩漏

（续表）

沉脉类	重按始得	沉	轻取不应，重按始得	里证
		伏	重按推至筋骨始得	邪闭、厥病、痛极
		弱	沉细无力	阳气虚衰、气血俱虚
		牢	沉按实大弦长	阴寒内积、疝气、癥(zhēng)积
迟脉类	一息不足四至	迟	一息不足四至	寒证，亦见于邪热结聚
		缓	一息四至，脉来怠缓	湿病，脾虚，亦见于平人
		涩	往来艰涩，迟滞不畅	精伤、血少、气滞、血瘀、痰食内停
		结	迟而时一止，止无定数	阴盛气结、寒痰瘀血、气血虚衰
数脉类	一息五至以上	数	一息五至以上，不足七至	热证，亦主里虚证
		疾	脉来急疾，一息七八至	热证，亦主里虚证
		促	数而时一止，止无定数	阳热亢盛、瘀食停积、脏气衰败
		动	脉短如豆，滑数有力	疼痛，惊恐
虚脉类	应指无力	虚	举按无力，应指松软	气血两虚
		细	脉细如线，应指明显	气血俱虚、湿证
		微	极细极软，似有似无	气血大虚、阳气暴脱
		代	迟而中止，止有定数	脏气衰微，疼痛，惊恐，跌仆损伤
		短	首尾俱短，不及本部	有力主气郁，无力主气损
实脉类	应指有力	实	举按充实而有力	实证，平人
		滑	往来流利，应指圆滑	痰湿、食积、实热，青壮年，孕妇
		弦	端直以长，如按琴弦	肝胆病、疼痛、痰饮，老年健康者
		紧	绷急弹指，状如转索	实寒证、疼痛、宿食
		长	首尾端直，超过本位	阳气有余，阳证、热证、实证，平人
		大	脉体宽大，无汹涌之势	健康人，病进

第十三课
中医诊断的纲领——八纲辨证

辨证论治是中医学的特色与精华，是中医在诊治疾病时应当遵循的原则。辨证的方法有八纲辨证、脏腑辨证、六经辨证、卫气营血辨证、三焦辨证、气血津液辨证等。其中，八纲辨证是最为基础的。

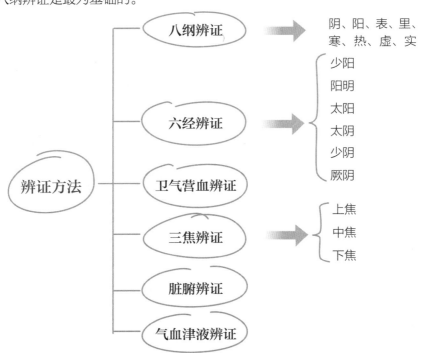

八纲，指**阴阳、表里、寒热、虚实**八个纲领。根据病情资料，运用八纲进行分析综合，辨别病变部位的浅深、病情性质的寒热、邪正斗争的盛衰和病症类别的阴阳，以此作为辨证纲领的方法称为八纲辨证。

八纲能把错综复杂的临床表现分别概括为表证、里证、寒证、热证、虚证、实证，再进一步归纳为阴证、阳证两大类。因此，八纲辨证是中医辨证的纲领，在诊断过程中能起到执简驭繁、提纲挈领的作用。

表里辨证

表里是辨别病变部位在内还是在外的两个纲领。一般把病位浅的，称为表证；病位深的，称为里证。比如：

病发在体表经络属表；在内里脏腑属里。

病发在身体的皮毛、肌肤等体表部位，属表；病发在血脉、骨髓、脏腑等内在位置，属里。

病发在三阳经属表；在三阴经属里。

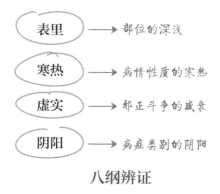

八纲辨证

但是表里症候的辨别主要是以临床表现为依据，而不能把表里看作固定的解剖部位，机械地理解。表里辨证是对外感病发展阶段性的基本认识，它可说明病情的轻重浅深及病机变化的趋势，从而可以把握诊疗的主动性。

表证

表证指六淫、疫疬等病邪，经过皮毛或口鼻侵入机体，引起以恶寒为主要表现的初期症候。外邪侵袭肌表，正邪剧烈抗争，因此出现发热以及怕冷的表现。外邪束缚了肌表经络，不通则痛，所以发为头身疼痛。肺主皮毛，在外邪的侵犯下，肺气失去宣发功能，出现咳嗽气喘。由于病邪与正气抗争在表，所以脉象比较浮，舌象还没有明显变化。

表里：包含了两层含义，一是指发病部位的深浅，在表为浅，在里为深；二是指受邪的轻重，在表为轻，在里为重。所以确定表里，可以辨别病位的深浅，病情的轻重。

①三阳经：太阳经、阳明经、少阳经，在四肢、躯干的外侧面，属阳。

②三阴经：太阴经、厥阴经、少阴经，在四肢、躯干的内侧面，属阴。

①六淫：风寒暑湿燥火六种自然界的气候太过时侵袭人体，成为致病因素，是外感的主要原因。

②疫疬：具有传染或流行特征而且伤亡较严重的一类疾病。

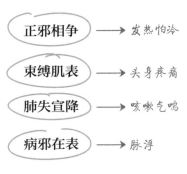

表证的发病机理与症状

表证是**外感病的发作初期**，正气抵抗外邪于外的表现，具有**起病急、病位表浅、病程短**的特点，但不能简单地将表证理解为皮肤的表浅病变，也不能机械地以为皮毛的病变就是表证。

里证

里证是指病变部位在较深的体内，脏腑、气血、骨髓出现病态所反映出的症候。里证表现多种多样，总的来说，和表证相对应，凡非表证（以及半表半里证）的特定症候，我们一般都将其归于里证范畴。它的特征是没有恶寒与发热并见的症候，而是以脏腑症状为主要表现。

里证的出现，主要由于：①外邪侵袭肌表之后，表证没能得到及时治疗，外邪进一步向里传变，形成里证。②外邪直接入里，绕过体表直接侵犯到脏腑等部位，中医称之为"直中(zhòng)"。③饮食失调、劳倦、情志内伤，都可以直接损伤脏腑气血，也是里证。

里证在病位上虽然统称为"里"，但是也有深浅的差别，一般来说，病变在脏的、在下的、在血分的，较深，病情较重；而病变在腑的、在上的、在气分的，较浅，病情较轻。

直中：伤寒病邪不经三阳经的传变过程，直接侵犯三阴经，初起即为三阴病，病情一般较重。

半表半里证

还有一种半表半里证，既不是完全在表，又不是完全入里，病位处于表里进退之间，出现寒热往来为主要表现的，这叫作半表半里证。

	表证	里证
恶寒发热	恶寒重，发热轻	发热重，恶寒轻或不恶寒
病程	短	长
有无汗出	无汗或恶风有汗	出汗
舌象	舌苔薄白或薄黄	舌苔黄、厚
脉象	脉浮数或浮缓	脉实或迟紧

表证与里证的区别

虚实辨证

虚实是辨别邪正盛衰的两个纲领，它们反映的是病变过程中，正气的强弱和致病邪气的盛衰，是判断正邪力量之间对比的关键。实主要是指邪气亢盛，虚主要是指正气不足。因为邪正的斗争是疾病过程中的主要矛盾，所以是辨证的基础。

虚证

虚是人体最基本的病理性质之一，它代表着人体阴阳、气血、津液、精髓等正气亏虚，而邪气不著，表现为不足、衰退等特点的症候。打个比方，本身就破败的房屋是正气虚弱的表现，此时遭到并不强大的邪气侵袭，也会产生疾病。

形成虚证的原因，可能是先天的禀赋不足，也可能是后天的失调以及<u>疾病的消耗</u>，这些都可以导致虚证。

疾病的消耗（ 主要是指久病未能治愈，不断消耗人体气血，或吐、泻、出血、失精太过，耗伤阴液，阴损及阳，进而导致阳气亏损。

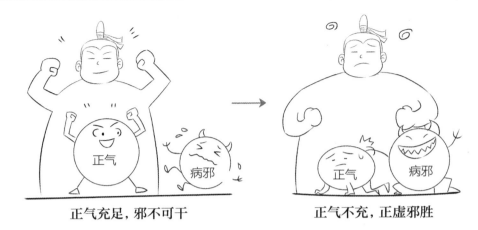

正气充足，邪不可干　　　　　正气不充，正虚邪胜

虚证的发病机理

实证

实证是指人感受外邪之后，邪气亢盛，或者是体内的病理产物积累过多，导致病邪亢盛，同时正气也不虚所表现的症候。由于感受的邪气的性质差异，导致病程中的病理因素不同，而且病邪侵犯的部位有差别，因此症候表现也是各不相同的，很难找到几个典型的症状作为代表症候。

临床上一般新发的疾病、暴发的疾病、急骤的疾病多是实证，<u>体质比较壮实的</u>人发病也容易为实证。

实证的表现很复杂，发病的原因也是多种多样。但综合来看，实证是病邪侵犯人体，正气奋起抗邪，故病势较为亢奋、急迫，以寒热显著、疼痛剧烈、二便不通、脉实等症状为突出表现。

◎ 寒热辨证

寒证与热证反映了机体的阴阳盛衰，阴盛或阳虚的表现为寒证，阳盛或阴虚的表现为热证。由于寒热突出地反映了疾病中机体阴阳的偏盛偏衰、病邪的属性，而阴阳是决定疾病性质的根本，所以，寒热是辨别疾病性质的纲领。

体质比较壮实 (一般体质比较壮实的人正气不弱，外邪入侵时，会与正气产生激烈的抗争，所以疾病的反应很强烈，如高热、神昏、口渴、舌苔黄厚等。

寒证

寒证是感受阴寒之邪，或阳虚阴盛所表现的，具有冷或凉的症候。各类寒证其症候表现不尽一致，但常见的有：恶寒、喜暖，面色白，肢体因为怕冷而蜷卧，口淡不渴，或喜热饮，痰、涎、涕清稀，小便清长，大便稀溏，舌淡苔白润滑，脉迟或紧等。

出现这些症状的原因是**阳气不足或寒邪所伤**，不能发挥其温煦形体的作用，故见形寒肢冷，喜暖蜷卧，面色白。

阴寒内盛，津液不伤，故口淡不渴。

阴盛阳虚，欲得热助，故见渴喜热饮。

寒邪伤阳，或阳虚不能温化水液，以致痰、涎、涕、尿等分泌物、排泄物皆为澄澈清冷。

寒邪伤脾，或脾阳久虚，则运化失司而见大便清稀。

寒湿内盛，阳虚不化，则舌淡苔白而润滑。

阳气虚弱，鼓动血脉运行之力不足，故脉迟。寒主收引，受寒则脉道收缩而拘急，故见紧脉。

由于形成寒证的原因有感受寒邪和阳虚的不同，故寒证有实寒证和虚寒证之分，其具体内容见于虚实辨证。

热证

热证是感受火热之邪，或阴虚阳亢，或者某脏腑阳气亢盛，人体的功能活动亢进所表现的症候。各类热证的症候表现不尽一致，但常见的有：恶热，喜冷，面红目赤，烦躁不宁，口渴喜冷饮，痰、涕黄稠，吐血、衄血，小便短赤，大便干结，舌红苔黄而干燥，脉数等。

为什么会出现这些症状呢？

中医必背

阳胜则热，
阴胜则寒。
《素问·阴阳应象大论》

其中阳胜和阴胜都包含虚实两种情况。阳胜一是阴虚而阳偏盛，此为虚热；二是阳气旺盛，阴气不虚，此为实热。阴胜一是阳虚而阴偏盛，此为虚寒；二是阴气偏盛，阳气不虚，此为实寒。

温煦：气的作用之一，气具有温暖的作用，能温暖人体四肢脏腑，并且能够抵御外邪，有防御的功效，比如卫气，它能够保护人体的肌表，控制毛孔开合抵御外邪，起到屏障的作用。

机体阳热偏盛，所以恶热喜冷。

火性上炎，则出现面红目赤。

邪热容易扰乱心神，所以烦躁不宁。

邪热太过损伤津液，那么就会口渴并且喜冷饮。而津液被火热煎熬浓度变高，所以痰、涕等分泌物色黄而稠。

火热之邪灼伤血络，逼迫着血液溢出脉外，所以吐血、衄血。

火热伤阴，津液被耗，故小便短赤；肠热津亏，传导失司，势必大便燥结。舌红苔黄为热象，舌干少津为伤阴。

传导失司：大肠的传导功能出现异常，不能及时地将大便传导到肛门，排出体外，则为便秘。或者传导功能亢进，发为泄泻。

	寒证	热证
寒热喜好	恶寒、喜温	恶热、喜凉
口渴	不渴	渴，喜冷饮
面色	白	红
四肢	冷	热
大便	稀溏	秘结
小便	清长	短赤
舌象	舌淡苔白	舌红苔黄
脉象	迟或紧	数

寒证与热证的区别

◑ 阴阳辨证

阴阳是八纲中的总纲，是辨别疾病属性的两个纲领。阴、阳分别代表事物相互对立的两个方面，它无所不指，也无所定指。临床的症候，一般都可归属于阴或阳的范畴，所以阴阳是辨证的基本大法。

阴证

凡见抑制、沉静、衰退、晦暗等表现的里证、寒证、虚证，以及症状表现于内的、向下的、不易发现的，或病邪性质为阴邪致病、病情变化较慢等，均属阴证范畴。

不同的疾病，表现出的阴证症候不尽相同，各有侧重。其特征性表现主要有：面色苍白或暗淡，精神萎靡，身重蜷卧，畏寒肢凉，倦怠无力，语声低怯，纳差，口淡不渴，小便清长或短少，大便溏泄气腥，舌淡胖嫩，脉沉迟、细弱。

纳差：纳，是食纳的意思，主要是指食欲差，不想吃，或者吃下去不容易消化。是脾胃病的常见表现。

阳证

凡见兴奋、躁动、亢进、明亮等表现的表证、热证、实证，以及症状表现于外的、向上的、容易发现的，或病邪性质为阳邪致病、病情变化较快等的，均属阳证范畴。

不同的疾病，表现出的阳证症候不尽相同，各有侧重。其特征性表现主要有：面色赤，恶寒发热，肌肤灼热，烦躁不安，语声高亢，呼吸气粗，喘促痰鸣，口干渴饮，小便短赤涩痛，大便秘结奇臭，舌红绛，苔黄黑生芒刺，脉浮数、洪大、滑实。

芒刺（舌体上有红色颗粒突起像刺，摸时感觉刺手，主邪热太盛。
舌边芒刺为肝胆热盛，舌中有芒刺主胃肠热盛。

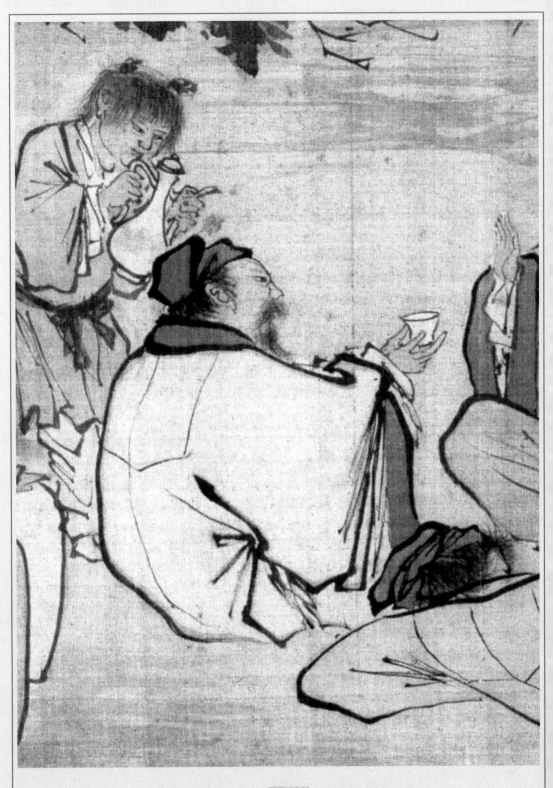

下篇

寻找治病的良方

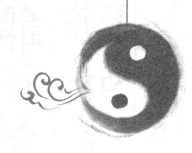

第十四课
中药是怎么治病的

药物为什么能治愈疾病、恢复健康呢？因为药物自身有若干的特性和作用，前人称之为"偏性"。中医用药物的"偏性"来纠正疾病所表现出来的阴阳偏盛偏衰。中药里把药物和疗效相关的性质和性能称为"药性"，"药性"就是对中药性质的高度概括。它包括四气五味、归经、升降浮沉、有毒无毒、配伍、禁忌等。

偏性：药物存在的明显特性，比如石膏具有很强的寒性，而巴豆性大热，所以可以用来纠正人体的偏性，但是不可长期食用。而我们日常生活中的食物一般都是平性或者偏性不明显的，如粳米、小麦、蔬菜等食物，可长期食用。

药性

四气五味　　　　　　　　升降浮沉

有毒无毒　　归经　　配伍　　禁忌

中药的气味——四气五味

我国现存最早的中药学著作《神农本草经》里对中药的四气五味有最早的概括："药有酸咸甘苦辛五味，又有寒热温凉四气。"每味中药因为四气五味的不同，治疗作用也不同。四气五味的总结，使我们对纷繁复杂的中药有了共性和个性的认识，对中药临床的使用也有很大的实际意义。

《神农本草经》：现存最早的中药学专著，成书于秦汉时期，假托神农氏所著，作者不详。书内记载的药物共365种，分上、中、下三品，堪称中药理论的基础。

四气五味即药物所具备的性味，四气指寒、热、温、凉，另有平性，又称为"四性"；五味指酸、苦、甘、辛、咸，另有涩、淡味。

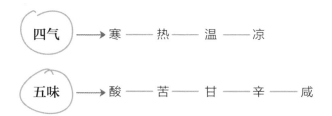

四气的"寒热温凉"包含了阴阳的理论。**寒凉属阴，温热属阳。**寒凉和温热是两种对立的属性，而寒和凉、温和热，只是程度上的不同。凉次于寒、温次于热。

中药的四气如何确定？古人首先是口尝，比方说我们吃薄荷，口腔里会感到清凉，薄荷的气就是寒凉；我们吃生姜、花椒，口腔里会感到温热，所以生姜、花椒的气就是温热。

除了口尝的感觉外，我们身体对中药的反应，也能反映中药的四气。比如夏天吃西瓜，感到身体凉爽舒适，那么西瓜的气就是寒凉；冬天吃羊肉，身体感觉暖和，那么羊肉的气就是温热。

还有就是在治疗疾病时发现中药的四气。比如病人表现为高热烦渴、面红目赤、咽喉肿痛、脉洪数，属于阳热证，用石膏、知母、栀子等药物治疗后，上述状况可以得到缓解，那么这三味药就是寒凉药；当病人表现为四肢厥冷、面色白、脘腹冷痛、脉微欲绝，用干姜、附子、肉桂可以缓解上述状况，那么这三味药的药性就是温热的。

附子、肉桂：二者皆为辛温大热之品，均能用于人体寒证，特别是命门火衰，即肾阳虚衰，表现为腰膝冷痛、遗精滑精、遗尿尿频、阳痿宫冷等症，二者常成对出现，配合入药。

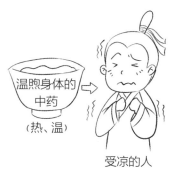

温煦身体的中药

（热、温）

受凉的人

中医必背

谨和五味，骨正筋柔，
气血以流，腠理以密。

《素问·生气通天论》

▼

说的是饮食五味对人体健康的影响，不偏嗜不过量，五味调和，则筋骨柔韧有力，气血运行正常，皮肤腠理致密，病邪无从而入，这样自然就能延年益寿。

固涩：又称收涩，是中医里治疗精气耗散、滑脱不收的方法，适用于自汗盗汗、久咳虚喘、久泻久痢、遗精滑精、小便失禁、崩中漏下等滑脱病症。

敛肺止咳：固摄肺气，防止肺气上逆而咳嗽，常用于敛肺止咳的药物有五味子、乌梅、罂粟壳。

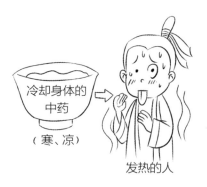

冷却身体的中药（寒、凉）

发热的人

对症下药

从四气的本质而言，其实只有寒热两性的区分，在一些本草文献中，还有"大寒""大热""微温""微凉"这样的描述。还有一类是"平性药"，是指寒热界限不明显、作用较缓和的一类药，比如山药、党参、甘草等中药。但每一种平性药，其实还是具有偏温或偏凉的特性的，所以中医对药物性能的描述，还是习惯称为"四气"，而不称作五气。

五味指的是酸、苦、甘、辛、咸五种不同的味道，除了这五种外还有淡味和涩味。但是中医一般把淡味附着于甘味，涩味附着于酸味，因此习惯上还是说五味。

五味的产生，一开始也是通过口尝，是药物真实味道的反应。人们通过不同味道的药物作用于人体产生不一样的效果，从而归纳出"五味"的理论。成为理论之后，"五味"就不仅仅是味觉的体现了，而是建立在功效的基础上。《素问·藏气法时论》指出："**辛散、酸收、甘缓、苦坚、咸软。**"后人又在前人的基础上加以补充和完善。

酸：能收、能涩。 即具有收敛、固涩的作用。一般酸味的药物具有固表止汗、敛肺止咳、涩肠止泻、固精缩尿、固崩止带、生津止渴的作用。常见的有五味子固表止汗，乌梅敛肺止咳，五倍子涩肠止泻，山茱萸固精缩尿，煅龙骨固崩止带等功能。

苦：能泄、能燥、能坚。即具有清泄火热、泄气降逆、通泄大便、燥湿、泻火存阴等作用。比如黄芩、栀子清热泻火，杏仁降气平喘，大黄泄热通便，苍术苦温燥湿，知母、黄柏泻火存阴等。

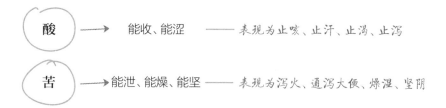

甘：能补、能和、能缓。即具有补益、和中、调和药性和缓急止痛的作用。比如人参味甘，可以大补元气，熟地滋补精血，饴糖（麦芽糖）可以缓急止痛。最有名的调和药便是甘草。

> 诸药中甘草为君，治七十二种乳石毒，解一千二百草木毒，调和众药有功，故有"国老"之号。
>
> ——《本草纲目》

国老：国家重臣，甘草的美称。南朝名医陶弘景曾言"甘草调和众药，使之不争，堪国老矣"。说的就是甘草如同国家重臣，位置关键，能起到调和君臣关系、众臣关系，使之和谐共处的作用。

附着于甘味的淡味，能渗、能利，具有渗湿利小便的作用，比如薏苡仁、茯苓、通草、泽泻等。薏苡仁甘、淡、凉，可利水渗湿、健脾、清热，用于水肿、脾虚湿盛之泄泻。

辛：能散、能行。即具有发散、行气行血的作用。比如吃芥末，会有明显的通鼻窍作用，这就是辛的开通、发散作用。再者，我们受风寒鼻塞流涕、头疼恶寒，此时喝一碗姜汤，盖上被子，发一身汗就好多了，也是利用生姜的辛温来发散风寒。辛夷通鼻窍，麝香开窍醒神、活血散结等，都是辛味的体现。

咸：能下、能软。即具有泻下通便、软坚散结的作用。比如芒硝泄热通便，海藻、牡蛎消散瘿瘤，鳖甲软坚消癥（zhēng）等。

瘿瘤：甲状腺肿瘤，俗称大脖子病。表现为颈部喉结两侧肿大，有结块。现代医学认为这和长期缺碘有关，中医治疗以富含碘的海藻、昆布、牡蛎等海产品为主要药物，有异曲同工之妙。

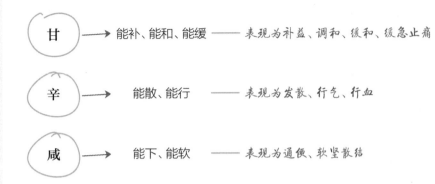

甘 → 能补、能和、能缓 —— 表现为补益、调和、缓和、缓急止痛

辛 → 能散、能行 —— 表现为发散、行气、行血

咸 → 能下、能软 —— 表现为通便、软坚散结

五味还可以与五行配合，与五脏联系在一起。**"酸味属木，苦味属火，甘味属土，辛味属金，咸味属水。"** 辛味属金可以入肺、酸味属木可以入肝、甘味属土可以入脾、苦味属火可以入心、咸味属水可以入肾。但是这只是一般的规律，比如枸杞子味甘，作用是补肝肾而不是补脾胃，黄柏性寒、味苦，作用是泻肾火而不是泻心火。因此，还得引入归经的概念。

❾ 药物的脏腑经络归属

"归"，是归属、专任的意思；"经"，就是指人体的经络和它所属的脏腑。归经是指药物对于机体某部分的选择性作用，即某药对某些脏腑经络有特殊的亲和作用，因而对这部位的病变起着特殊的治疗作用。药物归经特性的发现，主要依据两个方面。

一是根据药物自身形、色、气味、禀赋。 比如磁石，重镇入肝经；桑叶、菊花，轻浮入肺经；麝香芳香开窍入心经；佩兰芳香醒脾入脾经等。

二是临床实践的总结。 比如黄芩主清上焦，黄连主清中焦，黄柏主清下焦等，这些归经方法和脏腑辨证归经方法密切相关。

佩兰：气味芳香，辛能发散，香能去秽，故有化湿解暑的功效。佩兰放入香囊内佩戴具有化浊辟秽的功效，可以预防感冒。佩兰也可用于治疗口臭，方法很简单，取佩兰叶四克，水煎服或热水浸之代茶饮。

☙ 依据归经选用中药

掌握归经理论，有助于区别功效相似的中药。比方说同样是利尿药，麻黄可宣肺利尿，黄芪可健脾利尿，附子可温阳利尿，猪苓可通利膀胱之水湿。

最有意思的是，根据脏腑经络的相关学说，可以注意到脏腑病变的相互影响，从而恰当地选择中药。比如肺病久咳，痰湿比较严重，肺病就会影响到脾，肺脾两虚，这个时候治疗要肺脾兼顾，选择党参、白术、茯苓、陈皮这样既入肺经又入脾经的药物来治疗，补脾益肺，培土生金。所以不能看到肺病，就只拘泥于见肺治肺。

培土生金：脾五行属土，肺属金，即补脾益肺，用补益脾胃的方法来补肺。常用的有参苓白术散，主要药物组成有：党参、白术、茯苓、山药、砂仁、薏苡仁、甘草等。用于治疗脾胃虚弱，食少便溏，气短咳嗽，肢倦乏力。

☙ 中药治病的趋势——升降浮沉

升降浮沉是药物对人体作用的不同趋向性，升就是上升提举，趋向于上；降就是下达降逆，趋向于下；浮，即向外发散，趋向于外；沉，即向内收敛，趋向于内。

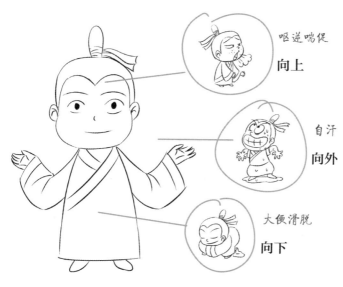

呕逆喘促 **向上**

自汗 **向外**

大便滑脱 **向下**

疾病的趋势

人体的疾病也可表现为向上、向下、向外、向内的趋势，比如呕逆、喘息为向上；崩漏、脱肛、胃下垂为向下；自汗、盗汗为向外；表证未解而入里为向内。在疾病的位置上有上下表里，如在上的目赤肿痛；在下的腹水、尿闭；在表的外感表证；在里的里实便秘等。

如果不注意中药的升浮、沉降的特性，治疗上焦病选择质地重坠的沉降药，治疗下焦病却去选择质地轻扬的升浮药，这就好比游泳时偏要在你身上绑上一块大石头，而你想潜到水底时，偏要给你套上救生圈。所以，在使用中药时千万不能忽视中药升降沉浮的性能。

药物的升降浮沉与药物本身的质地有关。一般来说，质地轻盈的花、叶、皮、枝大多升浮；质地较重的种子、根、矿物、贝壳大多沉降。但是也要根据临床实践来辨证选用。

"诸花皆升，旋覆独降；诸子皆降，苍耳独升。"意思是旋覆花虽然是花，但是功能降气消痰、止呕止噫（ài），药性沉降而不是升浮。苍耳子虽然是种子，但是能通窍发汗，散风除湿，药性升浮而不是沉降。还有一些药物有双重特性，比如川芎既可上行头目，又能下行血海；白花蛇可以内走脏腑，也可外彻皮肤等。

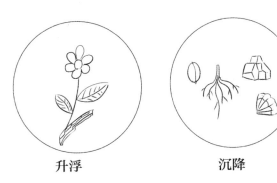

升浮 　　　　　　沉降

花、叶、皮、枝性多为升浮　　种子、根、矿物、贝壳性多为沉降

药物的升降浮沉

自汗、盗汗：中医上白天不因劳动、穿厚衣服、发热等原因而汗自出为自汗，主要原因是阳气虚、肺卫不固，可选用玉屏风散、黄芪建中汤加减治疗。相对的，夜间睡眠时出汗，醒后不出汗为盗汗，盗汗的原因是阴虚，常用当归六黄汤加减治疗。

噫：饱食或食积后，胃中气体从口中出来并发出声音。俗称嗳气。

苍耳子：除了能发散寒湿，还有一个重要的功效是通利鼻窍，治鼻渊，即流黄浊鼻涕，鼻塞不通。现代研究也发现苍耳子可用于治疗过敏性鼻炎，但是苍耳子有小毒，最好在医生的指导下使用，以免中毒。

升降浮沉还与**炮制**有关。一般来说，酒制升提，姜制则散，醋制收敛，盐制下行。比如大黄，是根茎类药，性沉降，泄热通便，峻下热结，但是经过酒制之后，便可以清上焦火热，来治疗头面部的目赤肿痛了。杜仲、益智仁、补骨脂等药用盐水炒过，药性就能沉降到下焦，从而更好地发挥补肾温阳的作用。

升降浮沉还与**配伍**有关。比如升麻是升浮药，当它与当归、肉苁蓉等咸温润下药配伍，虽然有升浮之力，但还是被这两味药带成沉降药。又比如牛膝，是引血下行的沉降药，如果和大量的桃仁、红花、桔梗、柴胡等升达清阳、开胸行气的升浮药配伍，则也会随之上升，主治胸中瘀血证。也就是说，少量的升浮药配伍大量的沉降药，作用部位也随之沉降；少量的沉降药配伍大量的升浮药，作用部位也随之升浮。由此可见，药物的升降浮沉受多种因素的影响，它在一定的条件下可以相互转化，正如李时珍所说"**升降在物，亦在人也**"。

峻下热结：药物具有很强的泻下通便清热的功效，适用于实热便秘，表现为大便秘结，腹胀坚硬，拒按，舌红苔黄，大黄是峻下热结的代表药物。

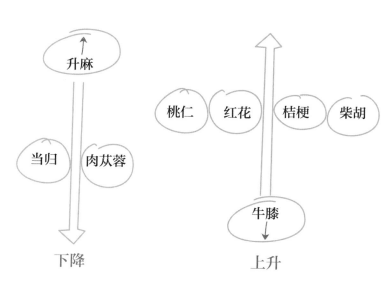

升降浮沉与配伍有关

❂ 是药三分毒

中药治病正是利用药物的偏性（毒性），来纠正人体的偏性。这么说来，所有的药都有毒，只是有的偏性不明显，所以是无毒、微毒。有的偏性明显，所以称之为有毒、大毒等。中药里有剧毒药，是因为中毒剂量和治疗剂量比较接近，一不小心用多了就会对身体组织器官产生剧烈损害，带来严重的后果，比如砒霜、马钱子。

中药的副作用现在越来越受到人们关注。副作用是指在常用剂量时，出现与治疗需求无关的不适反应，一般比较轻微，对机体危害不大，停药后可自行消失。比如常山，既能截疟，又能催吐，如果用常山来治疗疟疾，那么呕吐就是副作用。

中药的副作用，与药物自身特性、炮制①、配伍②、制剂③等多种因素有关，很多时候也与患者的体质有关。炮制是降低药物毒性的有效办法。如半夏、天南星用姜汁制，大戟、甘遂用醋制后可以降低毒性；何首乌用酒蒸后可以去除致泻的副作用等。

总体来看，目前中药品种已有12 800多种，但是报道有中毒现象的只有100余种，其中还有一些中药是临床少见的剧毒药，如此看来，大多数的中药是安全的，与化学合成药物造成的药源性疾病的危害相比，中药安全低毒的优势就显现出来了。

再者，有一些中药和食物来源相同，我们称之为"药食同源""药食两用"。这些中药有较小的偏性，可以在日常生活中经常食用，从而对我们身体进行修复和治疗。

①炮制：用烘、炮、炒、炖、泡、蒸、煮等方法加工中草药，目的是清除或减低药物的毒性，矫正味道，加强药效。

②配伍：把两种或两种以上的中药配合起来同时使用，配合之后可以加强药物的有效作用，减弱毒性或刺激性。

③制剂：中药的不同剂型，包括丸剂、汤剂、散剂、外用洗剂等。

❥ 中药配伍和禁忌

我们在生活中会接触到食物相生相克，同样，每味药物都有着自己的自然特性，当两味药配合在一起使用时，它们就可能产生各种变化。有些变化是对治疗有益的，如增强疗效、降低毒性等，这些需要加以利用；而有些变化对治疗是有害的，如降低疗效、增加毒性或产生副作用等，这些就需要加以避免。

中医通过观察和总结，认为药物之间的配伍有七种主要的类型，中医称之为"七情"。

单行。"单"，就是单独，单行也就是指不需要其他药物辅助，单独使用某一味药物就能发挥其治疗作用。比如说，人体元气溃散、大汗淋漓、面色苍白，甚至大小便失禁、神志不清，这个时候就可以单用一味人参，浓煎后服下，称为**"独参汤"**，能迅速起到补气固脱的效果。

食物相生相克：食物天生的偏性之间互相促进协同或互相克制产生毒副作用。比如我们都知道柿子和螃蟹不能同食，两者皆为大寒之物，同食后脾胃受寒，就会出现腹痛、腹泻，而且柿子富含鞣酸，蟹肉蛋白质丰富，两者相遇会发生凝结，变成不可消化的硬块。

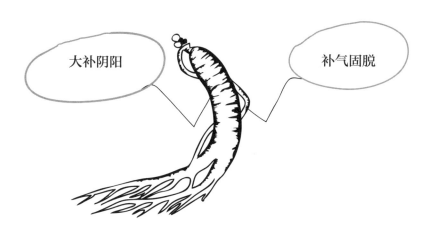

大补阴阳

补气固脱

单枪匹马"独参汤"

相须。两种药物作用类似，合用可以彼此增强疗效，称为"相须"。如知母与黄柏同用，可以使滋阴降火的功效得到明显增强；黄芪和党参同用，可以使补气固表的作用明显增强；藿香和佩兰同用可以增强化湿的功效等。

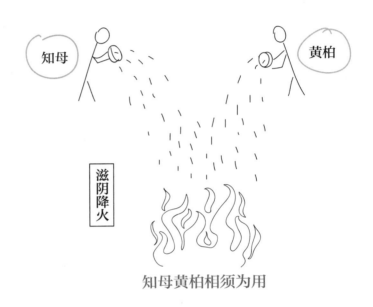

知母黄柏相须为用

相使。使是佐使、辅助的意思，两味药同时使用，一味药为主，一味药为辅，辅药可以增强主药作用的，称为"相使"。如"黄芪使茯苓"，同用后可以增强补气利尿的作用。

黄芪使茯苓：茯苓具有健脾祛湿利尿的功效，作为辅药，能增强黄芪的补气利水功效，帮助排出体内多余的水液。

相畏。一种药物的毒性和烈性受到另一种药物的抑制，称之为"相畏"。如半夏的毒性能被生姜抑制，我们就称"半夏畏生姜"。

相杀。一种药物能消除另一种药物的中毒反应称为"相杀"。如服用巴豆中毒，用绿豆可以解除，我们就称"绿豆杀巴豆"。

莱菔子：萝卜子，具有破气的功效，人参补气，宜补者不宜破，若一补一破，功效势必互相抵消。

相恶。一种药物能破坏另一种药物的功效，称为"相恶"。如莱菔子能破坏人参的补气作用，所以我们称"人参恶莱菔子"。

相反。两药同时使用，会产生毒、副作用的，称为"相反"。如乌头和半夏同用、甘草和甘遂同用等都会导致不良反应的出现，所以我们称"**乌头反半夏**""**甘草反甘遂**"。这种相反的关系在中药的配合使用中属于配伍禁忌。

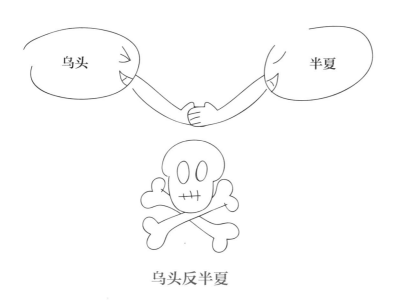

乌头反半夏

在中医的实践过程中，配伍禁忌共总结为"**十八反**"和"**十九畏**"，可供我们参考。"十八反"是：

> 本草明言十八反，半蒌贝蔹芨攻乌，藻戟芫遂俱战草，诸参辛芍叛藜芦。

"十九畏"是：

> 硫磺畏朴硝，水银畏砒霜，狼毒畏密陀僧，巴豆畏牵牛，丁香畏郁金，牙硝畏三棱，川乌、草乌畏犀角，人参畏五灵脂，官桂畏赤石脂。

半蒌贝蔹芨攻乌，藻戟芫遂俱战草，诸参辛芍叛藜芦。贝母、半夏、白及、白蔹、栝楼反乌头。细辛、芍药、人参、沙参、丹参、苦参、玄参反藜芦。大戟、甘遂、芫花、海藻反甘草。

这里的"畏"也是指两种药物配伍会产生毒副作用。"十八反"和"十九畏"是中医在实践中积累的药物配伍禁忌，但在临床中有很多"十八反""十九畏"同用的方剂，如"海藻玉壶丸"中就有海藻和甘草同用，所以这些配伍禁忌并非完全回避，还需要在实践中加以注意。

海藻玉壶丸：海藻30克，昆布15克，贝母15克，半夏10克，青皮6克，陈皮10克，当归15克，川芎10克，连翘10克，甘草6克组成，常用于治疗甲状腺功能亢进引起的瘿瘤（大脖子病）、乳腺增生、淋巴结核等。

中药治疗疾病的八种方法

中医的治疗方法多种多样，初学者往往一头雾水，难以捉摸。实际上，中医的治疗方法是有其体系的，如果抓住体系特征，那么学习起来就要容易得多。中医的治法，宏观来看，分为八法：**汗、吐、下、和、温、清、消、补**。

汗法

汗法是通过发汗解除表证的一种治法。凡是外感疾病开始的时候，邪在肌表，都必须运用汗法来治疗。汗法可以通过开腠理、和营卫、畅肺气、通血脉，使病邪外出。病邪不同，体质差异，出现的表证不同，因此汗法随之可以分为辛温解表法、辛凉解表法、扶正解表法。

辛温解表法是指运用辛温发散的药物方剂，去除人体表面的风寒之邪的方法，例如麻黄汤、桂枝汤、小青龙汤、九味羌活汤就是代表方剂。

桂枝汤：由桂枝、芍药、甘草、大枣、生姜组成，是治疗外感风寒表虚证的代表方剂，感冒出现头痛发热，汗出恶风，鼻鸣干呕，舌白不渴，脉浮缓或浮弱，即可应用。

辛凉解表法是指运用辛凉发散的药物方剂，去除人体肌表的风热之邪的方法，例如桑菊饮、银翘散、麻杏石甘汤等。

扶正解表法是指在发汗解表的同时，兼顾扶助正气的方法。例如败毒散、加减葳蕤（wēi ruí）汤等。

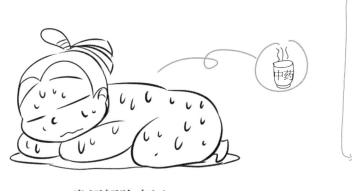

发汗解除表证

和法

和法是指运用中庸、性情不偏不倚的药物组成方剂，它是以和为主、以缓济急、以巧取胜的治疗策略。它通过特有的和缓、和解、疏畅、调和、平衡等作用，来调整机体脏腑功能，恢复生理运转秩序，从而治愈疾病，在临床上应用广泛。

和缓作用重点在于"缓"，既有轻缓的意思，又有以缓制急的意思，如芍药甘草汤治疗肢体挛急抽搐。

调和作用在于调平元气，调整脏腑功能的偏颇失调，例如四君子汤调和脾胃中气，广泛应用于治疗中气失调的疾病。

平衡作用是指人体的气血阴阳、表里上下、脏腑经络之间的互相依存与互相制约关系被破坏，运用平衡的和法调整它。例如四逆汤调和肝脾、小柴胡汤和解少阳、交泰丸交通心肾等。

桑菊饮：组成药物有桑叶、菊花、桔梗、连翘、杏仁、甘草、薄荷、芦根、知母、石膏。为辛凉解表剂的代表方剂，主治风温初起，咳嗽，身热不甚，口微渴，苔薄白，脉浮数者。

加减葳蕤汤：具有滋阴解表之功效。主治素体阴虚，外感风热证。表现为头痛身热，微恶风寒，无汗或有汗不多，咳嗽，心烦，口渴，咽干，舌红，脉数。

交泰丸：治疗心肾沟通不畅的代表方，心与肾相距甚远，但是两者联系密切，心火要下降，温暖肾水，而肾水要上升，制约心火，这就是心肾相交。

下法

下法是运用泻下方药以攻逐里实的治法，使机体排便作用增强，通过排便来达到治病的目的。

下法分为四类：寒下法、温下法、润下法、逐下法。

寒下法用于阳明腑实证，例如大承气汤等；温下法用于寒气结胸，肠胃冷积腹痛便秘，例如小陷胸汤等；润下法用于肠燥便秘、温病津液枯竭便秘，例如增液承气汤；逐下法用于饮证、水肿、臌胀等，例如十枣汤等。

运用下法需要注意，辨证必须准确，应该下的时候不手软，不该下的时候绝不能下。

吐法

由于呕吐是机体祛邪复元的机制之一，因此古代医家对吐法是颇为看中的。临床上的吐法分为催吐与探吐两种。

催吐是用瓜蒂散、稀涎散、浓盐汤等热服使人呕吐的方法；探吐是用手指或鹅翎压触或刺激咽部使人发生呕吐的方法。

吐法的机理，有疏通气机、开上启下、祛痰利咽、祛除积滞、排除毒物等，临床上可用于治疗癫狂、癫痫、脑卒中偏瘫、癃闭、胃脘疼痛等。

但呕吐毕竟是一种剧烈的逆行动作，违反人体的正常生理功能，所以除非严重危急的情况，一般不予使用。即使使用，也应中病即止，以免损伤正气。

臌胀：也称"鼓胀"。是指腹部胀大如鼓的一类病症，临床以腹大胀满，绷急如鼓，皮色苍黄，脉络显露为特征。与现代医学的肝硬化腹水类似，所以治疗时首选逐水剂，如十枣汤、舟车丸。

瓜蒂散：中医中涌吐剂的代表，以瓜蒂和赤小豆入药，研成细末，每服1-3克，用香豉煎汤送服。常用于涌吐痰涎、宿食，临床常用于治疗暴饮暴食之胃扩张、误食毒物、精神分裂、精神抑郁等属于痰食壅滞者。

癃闭：又叫小便不通，主要表现为小便量少，点滴而出，甚至闭塞不通。其中小便点滴而出为癃，点滴不出为闭。

温法

温法是以温热药治疗寒性病症的方法，用于除了表寒证归于汗法之外的一切寒证。

运用温法，首先要考虑性味相合，定其主症。不同味的药物主治不同，辛善走窜能疏理血气、祛除邪气；甘能滋补和中，可填虚缓急；酸性收涩，且能敛阴阳气血；苦能降能燥，善理气逆湿阻；咸能软坚散结，且能通下。另外，淡味还能渗能利。因此运用温热药需要结合药味。

其次，需要辨别部位，选择用药。按表里分，有表寒证和里寒证；按脏腑分，有心肺阳虚，脾阳虚，肾阳虚等。

温法能助阳散寒、温通血脉、温气通结，往往与其他治法结合治疗各种虚实不同的夹寒证，随证变化是很需要注意的。

清法

清法，是外感热病和内热证治疗的主要治法，是运用寒凉药物清解邪热的方法。

对邪热的治疗，首先应区分它的性质，比如邪热是有形的还是无形的，如果仅仅是无形的邪热，那么单用清法即可，如果邪热已与有形之邪结合，就必须同时祛除有形之邪。

其次，还应辨别邪热所在的部位，分清它所在的脏腑，更重要的是按卫气营血的不同而用不同的清法。比如热势浮盛在外，患者肌表热势壮盛，面红目赤，汗多，口渴饮水多，脉洪数，就用辛寒清热的代表方白虎汤。但如果邪热已入营分，出现舌质绛红，身热夜甚，乃至于身上斑疹隐隐，那么就要用清营汤了。

心肺阳虚：主要的症状就是四肢发冷，身体比平时更加畏寒，而且容易出冷汗，腰膝酸痛，女性很有可能月经不调或者痛经，晚上睡觉的时候可能手脚冰凉，有一些寒凉的症状。

有形之邪：燥屎、痰湿、食滞、瘀血等实质性致病因素，与无形之邪热相对。

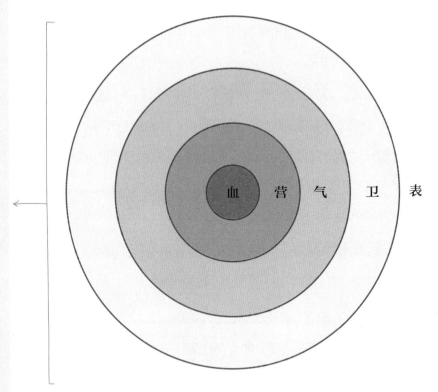

血　营　气　卫　表

卫气营血辨证

卫气营血：依据外感温热病发展过程中的临床表现分为卫分证、气分证、营分证、血分证四种症候，反映了外感温热病不同阶段的不同证型，以及邪正斗争的形势，揭示了外感温热病由表入里、由浅入深的一般规律，从而为治疗提供依据。卫气营血辨证弥补了六经辨证的不足，丰富了外感热病学辨证论治的方法。

消法

消法是通过具有消导和散结作用的方药，使有形之邪渐渐消散缓解的治疗方法。广义来说，祛痰、祛湿、理气、和血、驱虫等都属于消法范畴。狭义而言，多指消食导滞和消痞散结，用于饮食积滞和气血积聚的癥瘕（zhēng jiǎ）、痞块等。

例如治疗饮食积滞用枳实导滞丸、保和丸等，治疗外伤用流气饮，治疗肝脾肿大用鳖甲煎丸等。

癥瘕 { 指腹腔内有包块肿物结聚的疾病。一般以坚硬不移，痛有定处的为癥；聚散无常，痛无定处的为瘕。

补法

补法是临床上运用最为广泛的治法，因为中医的总治疗法在于祛邪与扶正。扶正的主要组成就是补法，针对的是各种虚证。补法的运用要根据虚证的情况而决定。

如果是严重的虚损，要看阴阳气血哪方面为主要的虚衰，然后以补为主。如果是暂时的、局部的虚损，就要补泻兼施。

药物的运用，应该以四气五味的规律为依据，比如治疗阴虚的养阴药大多为甘苦咸寒，治疗阳虚的助阳药多是辛甘咸温。气虚宜用甘温；血虚的，有热宜甘凉，无热宜甘平。从脏腑而言，补法又十分重视脾肾，因肾为先天之本，脾为后天之本。另外，阴损及阳，阳损及阴，在运用补法的时候，要观察阴阳虚损的主次关系，补阴的同时注意补阳，补阳的同时也要注意补阴。

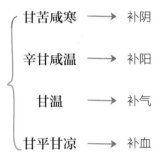

甘苦咸寒 ——→ 补阴
辛甘咸温 ——→ 补阳
甘温 ——→ 补气
甘平甘凉 ——→ 补血

总之，具体的运用应该明辨虚在哪个脏哪个腑，属于气还是属于血，属于阴还是属于阳。之后再恰当遣方，合理用药。

八法是中医治法的高度总结，它既体现了中医治疗的多样性，也体现了中医治疗手段的体系性。在实际运用的时候，往往根据病情，选择一种甚至多种组合的方式才能起到针对性的效果。

①阴损及阳：由于阴精亏损而累及阳气化生不足。如原有咳嗽、盗汗、遗精、咯血等阴亏症候，病变发展日久，若再出现气喘、自汗、大便溏泄等阳虚症候，此即阴损及阳。

②阳损及阴：由于阳气虚弱而累及阴精化生不足。如原有水肿、腰酸、膝冷等肾阳虚的症候，病变发展日久，若再出现烦躁、咽干喉痛、齿龈出血、小便短赤等肾阴虚的症候，这就叫阳损及阴。

第十五课
常用中药有哪些

中药一般有三大类：**植物药、动物药和矿物药**。万物皆有情，不管是植物、动物还是矿物，中药都和我们人类一起生存在天地间。用中药治疗疾病，也许就是拿它们的生命在换我们的生命，所以有人认为中药天然无毒，也不是没道理的。

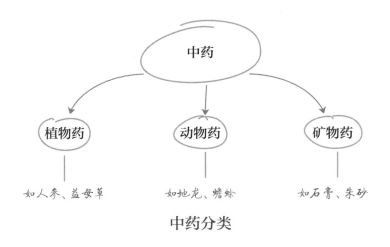

中药分类

本课选取十味临床常用中药，重点介绍每味中药的主要功效及应用。分别为**人参、三七、何首乌、大黄、黄连、柴胡、地黄、茯苓、金银花、当归**。其中穿插了和药物相关的传说或典故，对于中药的功效应用尽量避免晦涩难懂的专业术语，努力营造一个轻松的阅读气氛，便于读者理解。

⤷ 人参——大补元气，起死回生

电视剧中经常会出现这样的情节，当男主角受重伤快死的时候，女主角偷了她爹珍藏多年的人参救活了他，就这样成就了一段美满姻缘。我们暂且不管人家姻缘的事，我们讲一讲人参起死回生的事。《**本草新编**》有载：

> 如独参汤，乃一时权宜，非可恃为常服也。盖人气阳脱于一时，血失于顷刻，精走于须臾，阳决于旦夕，他药缓不济事，必须用人参一二两或四五两，作一剂，煎服以救之，否则阳气遽散而死矣。
>
> ——《本草新编》

当元气或阳气虚脱，病人快要死亡的时候，当别的药都没有用的时候，这时候只要熬一碗浓浓的人参汤便可起死回生，就是这么神奇。现今"独参汤"在中医临床中治疗阳脱急症常用，能大补元气，复脉固脱，为拯危救脱要药。适用于因大汗、大泻、大失血或大病、久病所致元气虚极欲脱，气短神疲，脉微欲绝的重危症候。

除此之外，人参作为一种常见的保健品，有着补脾益肺、延年益寿的功效。如人到老年脾肺之气已虚，经常会出现气短虚喘、倦怠乏力、久泻脱肛等症状。这时用人参泡水当茶喝，的确可以起到很好的改善身体功能的作用。但是人参虽为名贵滋补类中药，也不可随意乱用。人参不适宜肝阳上亢、湿阻热盛的人服用。

阳脱急症：脱，亡也；阳脱，阳气消耗殆尽。大汗、大泻、大失血后阴液大伤，阳气亦会随阴而亡，出现阳脱。或大病、久病之后人体正气极虚，也会出现阳脱，危在旦夕。

脾肺之气已虚：老年人脾肺之气虚表现为稍微运动就气喘，容易受凉感冒，不想吃饭，吃了饭消化不好，大便不成形等症状。每日取少量(2~3片)人参泡水当茶喝，可增强体质，提高肺脾功能。

☙ 三七——止血化瘀，伤科必备

古代行军打仗时，军官级别的都会随身携带"金疮药"，以备不时之需。骑马摔伤骨折涂一涂，被人砍了涂一涂，反正就是哪里疼涂哪里，哪里流血涂哪里。然后光着膀子，手提大刀又冲进战场。那这神奇的金疮药是什么？这神奇的金疮药，主要成分就是三七。

三七为**伤科之要药**，其成名绝技就是散瘀止血，有着"**止血不留瘀，化瘀不伤正**"的特点，就是说它在止血的同时具有祛除瘀血的作用，所以不会造成瘀滞。

只要一味三七，不管是内服还是外用，都可以起到显著的疗效。如治各种外伤出血，单用本品研末外敷，立马起效。治各种内出血如吐血、咯血、衄(nǜ)血、崩漏等，单用本品和米汤一起服用也可起到很好的效果。

久负盛名的云南白药，以其专治跌打损伤著称于世。是由云南名医曲焕章创制，现为国家保密配方，其主要组成药物就有三七。相传曲焕章年轻时候是一位敢于冒险的猎手，经常上山打老虎，他发现受伤的老虎在吃了三七后，很快就可以止血，并且有力气逃走。受此启发，他发现了三七的独特功效。这听起来有点神奇，但是三七治疗跌打损伤、止血止痛的显著疗效是谁也不能否认的。

◐ 何首乌——乌发明目，延年益寿

何首乌，顾名思义，最大的功效便是乌首，也就是可以乌发。何首乌是**治疗白发、脱发的要药**。用于乌发的何首乌是经过特殊加工炮制的，一般以黑豆汁制，称为制首乌。而未加工的何首乌主要用于治疗疟疾、疮痈肿毒，还可润肠通便。

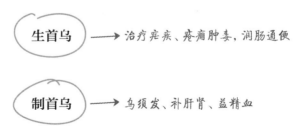

生首乌 ——→ 治疗疟疾、疮痈肿毒，润肠通便

制首乌 ——→ 乌须发、补肝肾、益精血

衄血：泛指非外伤所致的某些部位的外部出血症。如眼衄、耳衄、鼻衄、齿衄、舌衄、肌衄等，其中以鼻衄（鼻出血）最为多见。

曲焕章：字星阶，云南赵官村人，中国近代史上杰出的医药学家，"云南白药"的创制者。

何首乌必须制后才能发挥补肝肾、益精血、乌须发的补益作用，可以用于肝肾亏虚、精血亏虚引起的血虚萎黄、失眠健忘、头晕眼花、须发早白、腰膝酸软、耳鸣耳聋等，如七宝美髯丹和首乌延寿丹等。

关于人形何首乌的生长年限长、作用好，是古代一些书籍将其神秘化的结果，其功效和形状之间其实并没必然的联系。中药何首乌用的是蓼科植物何首乌的根，其根一般是团块状或不规则的纺锤形。而一般长得越像人的何首乌越有可能是假货，是不法商贩用模子套在红薯上长出来或者干脆刻出来的东西。

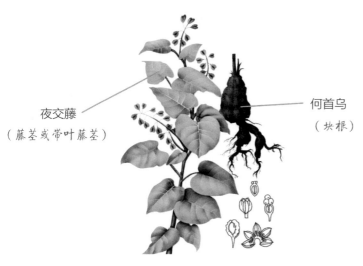

夜交藤
（藤茎或带叶藤茎）

何首乌
（块根）

何首乌的入药部位

何首乌全身都是宝，它的藤叶也可入药，叫作夜交藤。何为夜交？白天主阳，夜晚主阴，阳主动，阴主静。人要想入睡必须让白天活跃的阳入到夜晚的阴中，这样才能使人体在夜晚呈现出阴的一面，方可入睡。很多失眠的人因为体内的阴功能不强，不能承受活跃的阳，所以一直处于兴奋状态。夜交藤可以用于阴虚血少引起的失眠多梦、心神不宁、头目眩晕等症，常与合欢皮、酸枣仁、柏子仁等养心安神药同用。

肝肾亏虚：久病或者过度劳累、纵欲，过度消耗肝肾之阴，导致肝肾中的精血不足，表现为头发早白、头晕目眩、盗汗、耳鸣眼花、腰膝酸软等症状。

七宝美髯丹："七宝"是指方中七味益肝补肾的药物：何首乌、茯苓、牛膝、当归、枸杞子、菟丝子、补骨脂，功宏如宝；"美髯"是指其功效能使须发乌黑而润泽。三国时关云长因须长而黑，有"美髯公"之称。

☙ 大黄——攻下通便，药中将军

提起古代猛将，你肯定会想到力拔山兮气盖世的项羽，只身战三英的吕布，一声喝退敌军的张三爷，过五关斩六将的关二爷等，数不胜数。但是在中医药人心中，只有一味猛将——大黄，大黄有将军、川军等别名。说其为将军是因为其药性猛烈，而称其川军是因为四川产的大黄为道地药材，品质佳、疗效好。

据传，曹操的儿子曹冲，就是称大象的那个天才，得了重病，已经四肢不温、面色苍白、脉微欲绝，一派死相了。医官们全都束手无策，所以曹操挂出召医榜。有一人揭榜，看完之后说要想治此病必须用一堆虎狼之药，如生大黄、芒硝、厚朴等。医官们坚决不同意，曹操救子心切，只能一试。用完药后，曹冲顿觉腹痛难忍，泻下一堆大便，晕死过去，这时愤怒的曹操便命人将揭榜之人绑起来。没想到到了晚上曹冲突然苏醒过来，病情大为好转。曹操这才想起被他绑起来的大夫，为他松绑，向他道歉。众医官纷纷表示不能理解，这时神医解释说，公子表面一派虚相，其实是因为饮食积滞导致的实热积聚于里，一剂大承气汤就解决了。

虎狼之药：药性猛烈，副作用强烈，病人承受不了的药物。如剧烈的泻下药生大黄、芒硝；破血药有水蛭、虻虫；攻逐药如巴豆、番泻叶、甘遂、芫花。

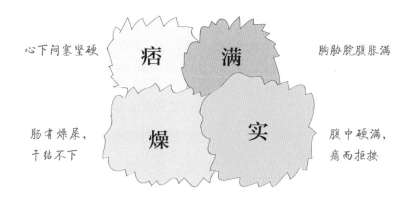

心下闷塞坚硬　　**痞**　**满**　　胸胁脘腹胀满

肠有燥屎，干结不下　　**燥**　**实**　　腹中硬满，痛而拒按

大承气汤的适应证

大黄性味苦寒，**为攻下要药，治疗积滞便秘无药能比**，用治阳明腑实证，热盛便秘，胸腹胀满，烦躁谵语，身大热，脉洪大，口渴就算喝再多水都不解渴等症状，常与芒硝、厚朴、枳实等配伍，如大承气汤。

除了治疗便秘之外，大黄还有清热泻火、凉血止血的功效，治血热妄行之吐血、衄血、咯（kǎ）血，还可治火邪上炎所致的目赤、咽喉肿痛、牙龈肿痛等症。

由于大黄泻下的作用相当强烈，如使用不当容易伤了正气，所以只有确实需要用大黄时才会使用。通过炮制可以减缓它的苦寒之性，扩大临床应用范围。由于其苦寒之性容易导致脾胃受寒，所以脾胃虚弱的人慎用。

⁍ 黄连——苦能燥湿，寒能清热

要是问你，知道黄连吗？你肯定会说一个字"苦"！黄连不知不觉中成了苦药的代名词，所谓**"哑巴吃黄连，有苦说不出"**。苦，的确是黄连的一大特征，可还有一句话是这样说的："良药苦口利于病，忠言逆耳利于行。"苦口的黄连的确是一味不可多得的治病良药。

那有人就问了，黄连这么厉害，那它到底能干啥？在了解它能干啥之前我们先来看看它是啥。黄连是毛茛科植物黄连、三角叶黄连或云连的干燥根茎。常见的有三种黄连，分别称为"味连""雅连""云连"。

阳明腑实证：阳明，是指病邪传变入里；腑实，指病位在肠腑，燥热与肠中糟粕互结不通，表现为大便秘结，腹中硬痛，大承气汤可解。

血热妄行：人体感受了邪热，血液受到邪热影响，运行速度加快，以至于溢出脉外的一种表现。常见有吐血、鼻出血、牙龈出血、尿血等，大黄、栀子、藕节、荷叶具有凉血止血的作用，可配伍组成十灰散服用。

中医必背

黄连阿胶鸡子黄，
黄芩白芍合成方。
水亏火炽烦不卧，
滋阴降火自然康。

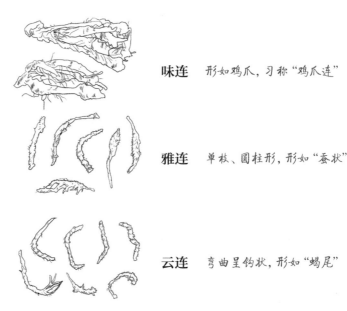

味连　形如鸡爪，习称"鸡爪连"

雅连　单枝、圆柱形，形如"蚕状"

云连　弯曲呈钩状，形如"蝎尾"

黄连的种类

黄连大苦大寒，最擅长的就是清热泻火，是**清热燥湿、泻火解毒之要药**。在清热燥湿方面，尤长于清中焦湿热。治湿热阻滞中焦、气机不畅所致脘腹痞满、恶心呕吐，常配苏叶用，如苏叶黄连汤。在泻火解毒方面，特别擅长清泻心经实火，可用治心火亢盛所致神昏、烦躁之症。配黄芩、白芍、阿胶等药，可治热盛伤阴、心烦不寐，如黄连阿胶汤。

同时它也是**治疗泄痢之要药**，单用一味黄连即可起效，其含有的黄连素，学名盐酸小檗碱，早就被开发成药品，用于治疗湿热痞满，呕吐泄痢，高热口渴，疔毒痈肿，目赤牙痛，心火力盛，心烦不寐，血热吐衄等。黄连经酒制之后可以使药性升提，用于治疗目赤肿痛、口舌生疮，如黄连上清片。

黄连作为一味味道极苦的中药，上千年来一直被中医药人所推崇，的确难能可贵，这与它确切的疗效是分不开的。

黄连上清片：组成药物有黄连、栀子(姜制)、连翘、蔓荆子(炒)、防风、荆芥穗、黄芩、菊花等。主治上焦热证。如出现眼睛有异物感、灼灼感，眼睑泛重、分泌物增多，眼底充血，甚至出现畏光、流泪及不同程度的视力下降的症状，也就是我们经常说的"红眼病""火眼"，这个病从中医的角度来解释，多为上焦内热，吃黄连上清片就很对症。

柴胡——沟通表里，表证克星

柴胡名称的由来，有一个传说：

胡进士家有个长工叫二慢，得了温病，身上一会儿冷，冷得直哆嗦；一会儿热，热得直出汗。胡进士怕他把病传染给家人就打发他回家了。二慢走到河边，突然感觉四肢无力，就倒在了草丛里，因为没人管自己，饿了只能吃身边的野草，大约一个星期后，当身边野草都吃完了，二慢试图站起来，突然发现自己有力气，能走了，便又回到了胡进士家，继续干活。过了一阵子，胡进士的儿子也得了和二慢一样的病，胡进士突然想起来二慢也得过这病，便问他病是怎么好的。二慢就带胡进士来到河边，挖了吃的那种野草的根回家给胡进士的儿子煎汤喝，果然几天后胡进士的儿子的病也好了。胡进士毕竟是文化人，就想给这个野草起个名字，他想原本这个东西是当柴烧的，自己又姓胡，便叫柴胡吧。

这当然只是一个故事了，但是确实道出了柴胡治疗寒热往来病的特殊疗效。

柴胡为**治少阳证之要药**，尤其擅长治疗伤寒邪在少阳，表现出寒热往来、胸胁苦满、口苦咽干、目眩等症状，常与黄芩同用，以清半表半里之热，共收和解少阳之功，如小柴胡汤。

柴胡在东汉时期的《神农本草经》中便被列为上品。张仲景的《伤寒论》中更是有小柴胡汤、大柴胡汤、四逆散等以柴胡为主药的经典名方。现代用柴胡制成的单味或复方注射液，对于外感发热有较好的解表退热作用。千百年来，柴胡一直在为人类的健康贡献着自己的能量。

中医必背

小柴胡汤和解功，半夏人参甘草从。更加黄芩生姜枣，少阳百病此方宗。

温病：感受温热之邪引起的急性热病，表现为发热、心烦、口渴，甚至出血、神昏、烦躁。有的具有一定的传染性和流行性。比如传染性非典型肺炎（SARS）就属于温病之列。

寒热往来：发热和怕冷交替出现，发热时不觉得怕冷，怕冷发作时也不会发热，两者交替出现，和感冒的发热恶寒同时出现不同，是邪犯少阳的典型症状。

⑨ 地黄——生熟有别，功效迥异

不知从什么时候起，铺天盖地的广告使六味地黄丸变成了补肾的仙丹。地黄是六味地黄丸中的主药，对药效的发挥至关重要。那么它真有那么神奇的功效吗？

答案是肯定的，从六味地黄丸卖得那么好就能看出来，疗效是药品的生命线，一个没疗效的药是长久不了的，事实证明六味地黄丸确有其效。可是药只有对症了才能起效，我们来看看地黄对的是什么症。

中药的功效取决于两个决定性因素，一个是它本身是什么，另外一个就是怎么加工它。地黄这个药，它生用和加工后用差别很大，六味地黄丸里面的地黄是加工后的地黄，叫作熟地黄。

地黄加工后叫熟地黄，性微温，以养血滋阴、填精益髓为主，适用于真阴不足、精髓亏虚者。生地黄滋的阴主要是体内有热导致的阴虚，而熟地黄针对的是本身阴不足。熟地黄为养血补虚之要药，治疗血虚萎黄、眩晕、心悸、失眠及月经不调、崩中漏下等，常与当归、白芍、川芎同用，如四物汤。又为补肾阴之要药，治疗肝肾阴虚，腰膝酸软、遗精、盗汗、耳鸣、耳聋及消渴等症，可补肝肾、益精髓，常与山药、山茱萸等同用，如六味地黄丸。

地黄生用，性寒，以滋阴凉血著称。《本经逢原》中说："干地黄，内专凉血滋阴，外润皮肤荣泽，病人虚而有热者宜加用之。"干地黄也就是生地黄，它长于养心肾之阴，如治阴虚内热，潮热骨蒸，夜热早凉，舌红脉数。还可用于温热病热入营血，出现壮热烦渴、神昏舌绛，血热吐衄、便血、尿血等症状。

☯ 茯苓——健脾利水，久服不老

茯苓为多孔菌科真菌茯苓的干燥菌核，多寄生于松科植物赤松或马尾松等的树根上。茯苓有着悠久的药用历史，我国第一部药学专著《神农本草经》把它列为上品，谓之**"久服可安魂、养神、不饥、延年"**。

历代医家把它作为**利水健脾要药**使用。可用于治疗寒热虚实各种水肿。治疗水肿、小便不利，常与泽泻、猪苓、白术、桂枝等同用，如五苓散。还擅长治疗脾胃虚弱、倦怠乏力、食少便溏等症，常与山药、白术、甘草等同用，如参苓白术散、四君子汤等。除此之外，治疗心悸、失眠、健忘，多与黄芪、当归、远志同用，如归脾汤。

茯苓的全身都是宝，茯苓皮为茯苓菌核的黑色外皮，长于治疗皮肤水肿。茯神为茯苓菌核中带有松根的部分，专治心神不安、惊悸、健忘等。

中医必背

归脾汤中参术芪，归草茯神远志齐。酸枣木香龙眼肉，煎加姜枣益心脾。

▶

归脾汤是补益心脾，气血双补的代表方。其组方严谨，各司其职，黄芪、龙眼肉补脾益气，养血安神，为君药；人参、白术甘温补脾，当归养血，共为佐药；茯神、酸枣仁、远志宁心安神；炙甘草调和诸药，生姜、大枣调和脾胃。诸药共奏宁心健脾之功。

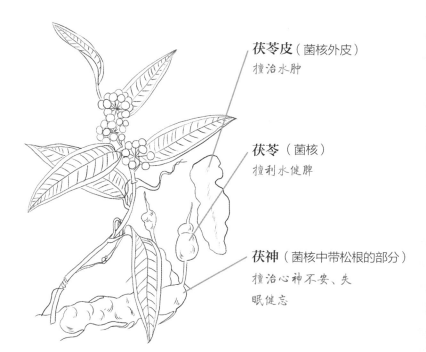

茯苓皮（菌核外皮）
擅治水肿

茯苓（菌核）
擅利水健脾

茯神（菌核中带松根的部分）
擅治心神不安、失眠健忘

茯苓的保健延年作用也许可以从慈禧太后的年龄中得到答案，慈禧太后活了73岁，比康熙至光绪八个皇帝的平均寿命多了20岁。在那个动荡的年代，作为丧权辱国的清王朝的实际统治者，能活下来已经很不容易了，更别说那么长寿。

这与慈禧太后的生活饮食密不可分，她喜欢吃茯苓饼、八珍膏。因茯苓多寄生于松树的根上，她认为茯苓是千年松根，吃了就会和松树一样长生，所以她经常命令御膳房制作各种含茯苓的食物。

八珍膏是由补气的四君子汤和补血的四物汤组合而成，具有补益气血的作用，非常适合气血两虚的女性日常滋补。

而且现代研究证明，茯苓中含有大量人体极易吸收的多糖类成分，可以增强人体的免疫功能。

茯苓饼：又叫茯苓夹饼，用淀粉烙制的外皮，其薄如纸，其白似雪，夹心则精选纯正茯苓粉，辅以桂花、蜂蜜、白糖制成，甜香味美，因深受慈禧太后喜爱而身价倍增。茯苓具有健脾补益的作用，久服能延年益寿。

☙ 金银花——凉茶首选，清热解毒

金银花为忍冬科植物忍冬的干燥花蕾或初开的花。那么忍冬的花为何叫金银花呢？金银花初开时色白似银，2~3天之后便色黄如金。由于开放顺序不同，人们会看到白色和黄色的花同时存在，所以就称其为金银花。关于金银花的功效，金银花是制作凉茶的主要药物之一，足以说明其清热作用。

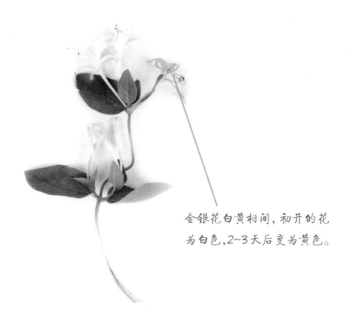

金银花白黄相间，初开的花
为白色，2~3天后变为黄色。

中医必背

银翘散主上焦疴，
竹叶荆牛豉薄荷。
甘桔芦根凉解法，
清疏风热煮无过。

银翘散以金银花、连翘为君，配合苦桔梗、薄荷、竹叶、生甘草、荆芥穗、淡豆豉、牛蒡子。具有辛凉透表、清热解毒的功效。适用于风热感冒初起，发热、微微恶寒、头疼、咽喉肿痛。

金银花以清热解毒著称。古人称其为**"泻热解毒之冠"**，宋朝一个叫张邦基的人在《墨庄漫录》中记载了这样一个故事：平江府天平山白云寺有几个和尚，在山下采回一篮毒蘑菇，吃了以后上吐下泻不止。结果其中3个和尚服用了金银花后，症状全无，转危为安，而另外几个则踏上了黄泉路，这充分说明了金银花卓越的解毒功能。

金银花还是<u>治一切内痈外痈的要药</u>。治疗痈疮初起，红肿热痛者，可单用本品煎服，并用渣敷患处，亦可与皂角刺、白芷配伍，如仙方活命饮；用治疗疮肿毒，坚硬根深者，常与紫花地丁、蒲公英、野菊花同用，如五味消毒饮。

内痈外痈 {
内痈是指生长于脏腑的痈疽，包括胃脘痈、三焦痈、肠痈、小肠痈、心痈、肝痈、脾痈、肺痈、胃痈等。

外痈是发于体表的痈肿，如颈痈、背痈、乳痈等，相当于多个毛囊和皮脂腺的化脓性炎症。
}

金银花**治疗外感风热或温病初起**，身热头痛、咽痛口渴，常与连翘、薄荷、牛蒡子等同用，如银翘散。

现代以金银花为主制成注射剂、气雾剂或粉针剂，临床常用于上呼吸道感染、肺炎、急慢性咽喉炎、急性细菌性痢疾、急性肠炎、慢性前列腺炎及阴道炎等疾病。

金银花除了药用价值外，也是美化庭院的佳品，花满架篱，既能赏心悦目，又可治病疗伤。

当归——补血圣药，活血调经

关于当归的名字，有一个凄美的传说，古代有位叫作芹嫂的女子，日夜站在崖坡上翘首等待丈夫的归来，一直到死都没能等到，后来人们便把她葬在崖坡上，她便变成一株仙草继续等待，人们给这个草取名为当归。还有《蜀志》中记载，名将姜维的母亲在给儿子的信中夹着当归，以表达思念之情，希望儿子早日归来。

除此之外，古代医家认为当归能"**领诸血各归其所当之经，故名当归**"，意思就是当归可以使人体的血液合理分布，以满足人体需要。

当归味甘性温，入心、肝、脾经。长于补血，**为补血之"圣药"**。以当归配伍川芎、芍药、熟地黄组成的四物汤，既为补血之要方，亦为妇科调经的基础方。用于治疗血虚萎黄、心悸失眠、月经不调、经闭、痛经等。

《本草备要》中说它"**血虚能补，血枯能润**"，所以对气血生化不足，或气血运行迟缓以及血虚导致的肠燥便秘者，有良好的润肠通便作用。

《本草备要》：共8卷，为清代汪昂所著，主要取材于《本草纲目》和《神农本草经疏》，共收常用药物478种，续增日食菜物54种，是一部重要的本草学专著。

当归还可用于虚寒性腹痛、跌打损伤、痈疽疮疡、风寒痹痛等症状。当归配伍桂枝、芍药、生姜等，可治疗血虚血瘀寒凝之腹痛，如当归生姜羊肉汤。与乳香、没药、桃仁、红花等同用，治疗跌打损伤、瘀血作痛，如复元活血汤。与金银花、赤芍、天花粉等药同用，治疗疮疡初起，肿胀疼痛，如仙方活命饮。还可用于风寒痹痛、肢体麻木，常与羌活、防风、黄芪等同用，如蠲（juān）痹汤。

当归的功用多，俗语有"十方九归"的说法，可见当归的应用之广。

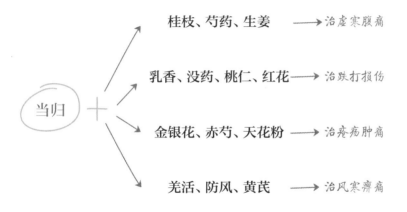

当归 ＋

桂枝、芍药、生姜 ——→ 治虚寒腹痛

乳香、没药、桃仁、红花 ——→ 治跌打损伤

金银花、赤芍、天花粉 ——→ 治疮疡肿痛

羌活、防风、黄芪 ——→ 治风寒痹痛

当归生姜羊肉汤：此汤具有很强的温中补血作用，气血虚弱的女性及产后血虚的孕妇喝这道汤就对了。具体做法是当归20克，生姜30克，羊肉500克，羊肉洗净，切放大块，焯水捞出，用温水洗去浮沫，砂锅内放入洗净的当归、生姜、羊肉，大火煮沸后，转小火煮2个小时，加盐调味即可。

中医必背

蠲痹汤中桑枝桂，羌独秦艽海风归。川芎炙草乳木香，风寒湿痹基方推。

▶

蠲痹汤由羌活、独活、桂枝、秦艽、海风藤、桑枝、当归、川芎、乳香、木香、甘草共11味药组成。功能为祛风除湿，蠲痹止痛。临床上可用于类风湿性关节炎、强直性脊柱炎等。

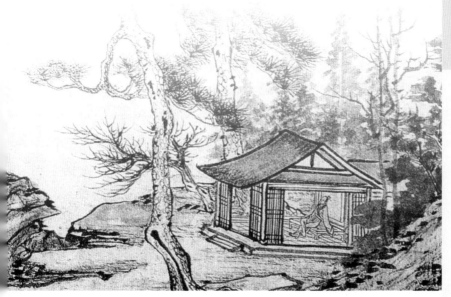

中医必背

燧人氏钻木取火，
炮生为熟，
令人无腹疾。

《周礼》

▼

远古时代"燧人氏"已经学会钻木取火，并且用火将食物"炮生为熟"，改变了茹毛饮血的饮食习惯，预防了一些肠胃疾病的发生。可见人类从会使用火炮制食物开始，就知道了食物能治病的道理，已经有了食疗养生的概念雏形。

治未病：中医里非常前卫的思想，从字面的意思看是治疗未发生的疾病，也就是通过日常饮食调理养生，预防疾病的发生，这是预防医学最早的概念雏形。

第十六课
生活里可以用作中药的东西

中医学认为"药食同源"，许多食物既是食物也是药物，食物和药物一样能够防治疾病。从我国现存最早的中药学专著《神农本草经》开始，许多医药书记载了药食同源的中药。《素问·四气调神大论》云："不治已病治未病，不治已乱治未乱。"提出了"治未病"的思想，阐明了"治未病"的重要性。"治未病"思想其实就是药食同源思想的具体体现，是药食同源理论和实践相结合的产物。

> 空腹食之为食物，患者食之为药物。
>
> ——《黄帝内经太素》

在古代，人们在寻找食物的过程中发现了各种食物和药物的性味和功效，认识到许多食物可以药用，许多药物也可以食用，两者之间很难严格区分。**"药食同源，药食同功"**，药食两用资源不仅具有营养功能，同时兼有不同的保健作用，如紫苏为常用中药，又能解鱼蟹毒，是吃生鱼片时必不可少的佐物。

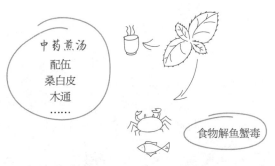

中药煎汤
配伍
桑白皮
木通
……

食物解鱼蟹毒

紫苏叶药食两用

海带——祛痰消肿，减肥补碘

本品为海带科植物海带或翅藻科植物昆布的干燥叶状体。夏、秋两季采捞，晒干。

【性味与归经】咸，寒。归肝、胃、肾经。

【功能与主治】消痰软坚散结，利水消肿。

海带又称昆布，是人们日常食用的一种食材，是一种传统的海洋中药。海带味道鲜美，营养丰富，食疗皆宜，深受人们青睐。在我国有较悠久的食用历史，1400多年前，我国古代人民就逐渐对海带的食用性能有所认识，《本草经疏》《本草汇》及《食疗本草》中均有记载。

> 昆布，咸能软坚。
>
> ——《本草经疏》
>
> 昆布之性，雄于海藻，噎症恒用之，盖取其祛老痰也。
>
> ——《本草汇》
>
> 昆布下气，久服瘦人。
>
> ——《食疗本草》

以上文献表明海带具有祛痰、消肿、减肥的作用。随着现代化学、医学及营养学的发展，人们对海带的保健功能有了更进一步的认识。

碘是人体必需的微量元素，而海带是一种含碘丰富的生物资源，研究发现，海带所含碘具有不同于无机碘的独特的补碘特性，在治疗和预防我国山区典型的缺碘性疾病，防治甲状腺肿大（俗称大脖子病）方面起到了重要作用。海带中还含有丰富的膳食纤维，可促进肠蠕动，使大便通畅，防止便秘。综上所述，海带是一种应用价值高且价格实惠的药食两用中药。大家平时一定要记得多吃点海带。

碘：现代医学研究进一步表明，海带中除了富含碘，还含有甘露醇、褐藻胶、褐藻糖胶等功能性物质，以及人体所需的硒、钴、铬等微量元素，具有降血压、降血糖、调血脂、抗血栓、抗肿瘤、抗疲劳、耐缺氧、延缓衰老、增强人体免疫力的功能。

❧ 山药——补虚健脾，脾虚救星

本品为薯蓣科植物薯蓣的干燥根茎。各地多有栽培，河南产者最好。以身干坚实、粉性足、色洁白、味微酸者为佳。

【性味与归经】甘，平。归脾、肺、肾经。

【功能与主治】补脾养胃，生津益肺，补肾涩精。用于脾虚食少，久泻不止，肺虚喘咳，肾虚遗精，带下，尿频，虚热消渴。

山药始载于《神农本草经》，名薯蓣，并被列为上品。

> 主伤中，补虚羸(léi)，除寒邪热气，补中益气力，长肌肉。
>
> ——《神农本草经》

李时珍在《本草纲目》中将其功用概括为"**益肾气，健脾胃，止泄痢，化痰涎，润皮毛**"五个主要方面。

山药性温味甘，温补而不骤，微香而不燥，是药食兼用的佳品。临床上可用于治疗脾胃虚弱证，增强小肠吸收能力。还具有调节免疫功能、改善消化功能、降血糖、降血脂、延缓衰老、抗肿瘤、抗突变、促进肾脏再生修复等功能。

山药还可制成山药片、山药罐头、山药粉、山药饮料及山药酱等产品。另外，山药粥、山药面、山药羊肉汤、拔丝山药、山药烩时蔬等也都是简便易行的山药烹制法。家中可以常煮些山药粥，能够治疗脾虚食少、腹泻、消瘦。

虚羸：即虚弱，中医形容病人体虚，其实虚羸是一种泛指，包含气虚、血虚、气血两虚、阴虚、阳虚、阴阳俱虚等，需要临床辨证，才能决定是何种虚，要如何补。

❥ 大枣——补气养血，妇人良品

本品为鼠李科植物枣的干燥成熟果实。又名红枣。秋季果实成熟时采收，晒干。

【性味与归经】甘，温。归脾、胃、心经。

【功能与主治】补中益气，养血安神。用于脾虚食少，乏力便溏，妇人脏躁。

> 红枣味甘，性温，为补脾胃要药，能润心肺，补五脏，丰肌肉，悦颜色，生津液，治虚损……其甘能补中，温能益气。
>
> ——《本草求真》

大枣历来为补养佳品。女性狂躁抑郁，心神不宁等情绪时，可与大枣、甘草、小麦同用，即甘麦大枣汤，可起到养血安神、疏肝解郁的功效。

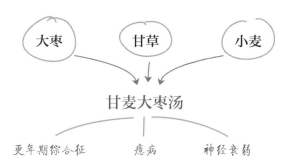

大枣还常被用于药性剧烈的药方中，以减少烈性药的副作用，并保护正气。如"十枣汤"中，用大枣缓解甘遂、大戟、芫花等泻药的毒性，保护脾胃不受伤害。

但是大枣食用过多会助生痰湿蕴热，所以痰湿偏盛、爱上火、感冒初期、糖尿病患者最好少吃或不吃。

脏躁：妇女精神忧郁，烦躁不宁，无故悲泣，哭笑无常，喜怒无定，呵欠频作，不能自控者，称脏躁。与更年期综合征相类似，本病发病多由于脏阴不足，导致虚火妄动。平素宜服滋阴润燥之品，忌服辛苦酸辣之物，生活要有规律，避免紧张和情绪过激，保证充足的睡眠时间，心情要开朗，愉悦。必要时可配合精神心理疗法。

十枣汤：攻逐水饮的方剂，具有强烈的泻下逐水作用，由芫花、大戟、甘遂、大枣四味药组成。其中大枣用量最大，且以之命名，这是因为甘遂、大戟、芫花都是有毒的泻下药物，需要大枣缓和制约三药的毒性，顾护脾胃。

蜂蜜——滋润补虚，润肠通便

本品为蜜蜂科昆虫中华蜜蜂或意大利蜂所酿的蜜。春至秋季采收，滤过。

优质蜂蜜为半透明、带光泽、浓稠的液体，白色至淡黄色或橘黄色至黄褐色，放久或遇冷渐有白色颗粒状结晶析出。气芳香，味极甜。

【性味与归经】甘，平。归肺、脾、大肠经。

【功能与主治】内服补中，润燥，止痛，解毒；外用生肌敛疮。内服用于脘腹虚痛，肺燥干咳，肠燥便秘，解乌头类药毒；外治疮疡不敛，水火烫伤。

蜂蜜是工蜂经过唾液腺内淀粉酶作用而酿成的一种天然的甜味食品，具有很高的营养价值。蜂蜜作为食品可以单独服用，还广泛用于各种食品添加辅料。

除了作为食品，蜂蜜也是一种常用中药。中医认为蜂蜜性味甘平。具有滋补润肺、润肠通便的功效。《神农本草经》将蜂蜜列为上品，认为："蜂蜜味甘平，主心腹邪气、诸惊痫痉，安五脏诸不足，益气补中、止痛解毒，除众病合百药，久服强志轻身，不饥不老。"明代医家李时珍所著《本草纲目》中对蜂蜜也有相似的记载，可见蜂蜜的应用有着悠久的历史。

优质蜂蜜：呈透明的白色、淡黄色或深黄色黏稠液体，底层可有少量结晶。将蜂蜜滴一滴在吸水性较好的纸上，如果蜂蜜透过纸，则证明有水渗入，质量不佳。

①滋补润肺 蜂蜜浓稠甜腻，具有很强的滋润作用，又入肺经，最能润肺。秋季天气干燥，容易损伤肺阴，可自制蜂蜜白梨，润肺止咳，清热化痰，具体做法是将一个白梨洗净，从上部切开一个三角形的口子，掏出梨核，填入蜂蜜，放入蒸锅中蒸熟即可。

②润肠通便 蜂蜜质地滋润，入大肠经，能润滑大肠，通畅大便，最简单的做法就是每天晨起喝杯温水泡蜂蜜，有很好的润肠通便功效。蜂蜜中含有多种酶，不能用沸水冲泡，最好不要用超过40℃的温水。

蜂蜜作为保健食品，在世界范围内被广泛应用。经研究证明，蜂蜜含有葡萄糖、果糖、蔗糖等大量糖类，并且含大量有益的酶类、氨基酸、维生素等，具有很高的营养价值。

同时，蜂蜜作为一种中药炮制辅料，应用可追溯到1800多年前的汉代，张仲景所著《金匮要略》中就有蜜水炮制乌头的记载。我国第一部炮制专著，由雷敩（xiào）所著的《雷公炮炙论》中也有关于蜂蜜炮制的论述。蜂蜜在现代制药中主要作为辅料对药材进行炮制，还参与蜜丸、膏方制作。

古人很早就发现用蜜炙中药饮片可增强润肺止咳、补中益气、缓和药性的作用，并在多年的临床应用实践中证明疗效是肯定的，目前药典收载蜜制品已达40余种。蜂蜜用作中药蜜丸辅料，协同主药，起到增强疗效的作用，另外还是蜜丸重要的成形黏合剂和矫味剂。

《雷公炮炙论》：南北朝雷敩所著，共3卷，载药300种，记述了净选、粉碎、切制、干燥、水制、火制、加辅料制等中药炮制法，为我国最早的中药炮制学专著，初步奠定了炮制学基础，使中药炮制成为一门学科。

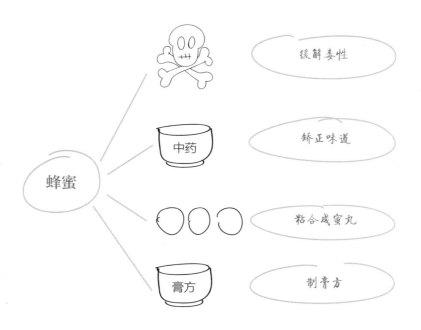

⑨ 藕节——凉血止血，滋阴蔬菜

　　本品为睡莲科植物莲的干燥根茎节部。秋、冬两季采挖根茎(藕)，切取节部，洗净，晒干。

　　【性味与归经】甘、涩、平。归肝、肺、胃经。

　　【功能与主治】收敛止血，化瘀。用于吐血，咯(kǎ)血①，衄(jǔ)血②，尿血，崩漏。

　　莲藕又名芙蓉、荷、藕等，原产亚洲南部，为多年水生草本植物，在我国约有3000多年栽培史。我国南北各地都有种植，长江流域以南栽培较多，除水田外，还广泛利用低洼田、池塘和湖荡种植。以肥嫩根状茎供食用，是我国重要的水生蔬菜。

　　据《本草纲目》等记载，莲藕生食能清热凉血、散瘀、止血、止渴、醒酒，熟食可养血、开胃、健脾、益气、滋阴、止泻、生肌等，是一种药食同源的食物。莲藕色白、质脆、味甜，集营养和药用于一体，自古以来就是我国人们所喜爱的一种水生蔬菜。

①咯血：肺、气管、支气管出血，血液经咳嗽从口中咯出的症状。可分痰中带血、少量咯血(每日咯血量少于100毫升)、中等量咯血(每日咯血量100～500毫升)和大咯血(每日咯血量达四毫升以上)。常见于支气管扩张、肺癌、肺结核等疾病。

②衄血：牙齿、牙龈出血。

滋阴：莲藕熟食有很好的滋阴作用，猪肉可以滋阴润燥，再加入莲藕，煮成汤，特别滋阴。古时候打铁匠大夏天在火炉边也不上火，就是靠喝这个汤。

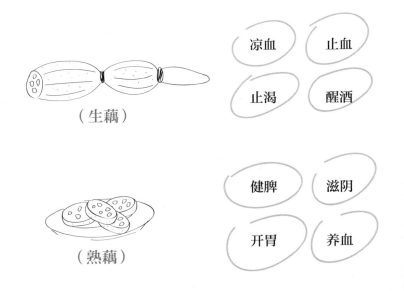

（生藕）

（熟藕）

凉血　　止血

止渴　　醒酒

健脾　　滋阴

开胃　　养血

藕节有两种炮制方法。

生品藕节：取原药材，除去杂质，洗净，干燥。

藕节炭：取净藕节，置热锅内，用武火加热，炒至表面黑褐色或焦黑色，内部黄褐色或棕褐色，喷淋少许清水，熄灭火星，取出，晾干。

生品藕节具有止血不留瘀的特点，用于吐血、咯血等出血症，尤适于猝暴出血。藕节炭涩性增强，收涩止血，多用于虚寒的慢性出血反复不止。

藕既可炒、煮、蒸、煨等做成各种佳肴，如拔丝藕片、夹肉藕、糖醋藕片、栗子莲藕汤、糯米藕、蜜汁糖藕等，又可加工成藕粉、藕汁、蜜饯等食品，确实是一种不可多得的美食。再加上本身的药用价值，可称得上是完美。

☉ 生姜——温中散寒，养生调料

本品为姜科植物姜的新鲜根茎。秋、冬两季采挖，除去须根和泥沙。

【性味与归经】辛，微温。归肺、脾、胃经。

【功能与主治】解表散寒，温中止呕，化痰止咳，解鱼蟹毒。用于风寒感冒，胃寒呕吐，寒痰咳嗽，鱼蟹中毒。

生姜既是民间普遍使用的调味料，又是一种传统中药。生姜在我国长期大量种植，原材料来源丰富。

> **中医必背**
>
> 藕节，止吐、衄、淋、痢诸血证。
>
> 《医林纂要》
>
> 藕节功能清热凉血、止血，血证皆可治疗。生活中如果出现鼻出血，可用藕节捣汁饮，并滴鼻中，可止鼻血。

> 解鱼蟹毒：鱼蟹海鲜性寒凉，多食易腹痛腹泻，长期食用还会造成脾胃虚寒，生姜能解鱼蟹毒，又性温热，能中和鱼蟹的寒凉之性，所以在烹饪鱼蟹海鲜时，最好用生姜调味中和，或在蘸料中加入姜丝，或者喝一点姜酒暖胃护胃。

《名医别录》：汉末药学专著，在《神农本草经》的基础上，对其内容有所补充，又补记730种新药物，分别记述其性味、有毒无毒、功效主治、七情忌宜、产地等。系历代医家陆续汇集，故称为《名医别录》。

姜的干燥品——干姜，始载于《神农本草经》，《名医别录》另立生姜，与干姜区分入药。生姜有散寒解表、降逆止呕、化痰止咳的功效，适用于风寒感冒、恶寒发热、头痛鼻塞、呕吐、痰饮喘咳、胀满、泄泻。生姜还能解半夏、厚朴的毒性。

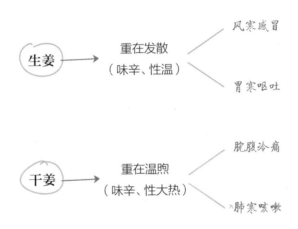

男子不可百日无姜：现代研究发现姜具有调节男性前列腺的功能，可治疗中老年男性前列腺疾病以及性功能障碍，因此，姜常被用于男性保健。体质虚寒的男性可以经常含服鲜姜片，振奋人体阳气。

现代药理研究表明生姜具有抗氧化、改善脂质代谢、降血脂、改善心脑血管系统功能、防辐射、抗炎、抗微生物、抗肿瘤、降血糖等作用。

按中医理论，生姜还是助阳之品，自古以来中医素有"**男子不可百日无姜**"之语。宋代诗人苏轼在《东坡杂记》中记述杭州净慈寺80多岁的老和尚面色童相，"自言服生姜40年，故不老"。传说白娘子盗仙草救许仙，此仙草就是生姜芽。生姜还有个别名叫"还魂草"，而姜汤也叫"还魂汤"。

吃中蕴含着道。千百年来人类游弋奔藏，不是为游览地球上的山光水色，而是寻找能为生命延续提供食物的地方。部落与部落的相斗，国家与国家的战争，终极目的，也都只是为了赖以果腹生存的食物。

饮食借以养生，而不知物性有相反相忌，丛然杂进，轻则五内不和，重则立兴祸患，是养生者亦未赏不害生也。人法地，地法天，天法道，道法自然。人是三才之一，生于土，葬于土，必然要法天法道。那么，作为人类生活必不可少的饮食，更是要遵循天道，效法自然。

自古以来，不同时期的贤人哲士，都特别强调人的吃喝应该和宇宙节律协调同步，什么时候吃喝，什么季节吃什么，都要遵循一定的自然规律。《礼记·月令》认为，如果违背这些规律去任意吃喝，就会有遭受天殃的可能。

药食同源为合理营养和均衡饮食打下了理论和实践的基础，将中国饮食提升为科学、健康、个性化的保健饮食。比如中药保健食品是一种兼有药物功效和食品美味的特殊膳食，它可以使食用者得到美食享受，又在享受中使其身体得到滋补，疾病得到预防、治疗。

平常生活中，大家可能不会太去在意吃了什么食物有什么作用，大多还是随着自己喜好去吃。其中有一部分人，饮食是不健康的，再加上现代生活节奏的加快，处在亚健康状态的人越来越多。了解食物，选择食物，才是促进健康的最好方式，大家可以从中药饮食养生的角度出发，去调节自己的身体状态，对自己的健康负责。

五内不和：五脏不和。五内，指五脏。五脏全赖食物精气充养，饮食不节，进食全无章法，随心所欲，必然损伤脏腑。

中医必背

不时不食。

《论语》

孔子虽然是食不厌精的美食家，但他也明确地提出不时不食，意思是吃东西要应时令、按季节，到什么时候吃什么东西。比如，立春要吃萝卜，谓之"咬春"；五月不仅要吃粽子，还要吃新玉米；六、七月份吃西瓜、葡萄等食物。

第十七课
怎么看懂方剂——君臣佐使

☉ 什么是方剂

我们去找中医看病，常常随口而出——去找中医开个方子吧。好多人心里大致明白，这个方是处方的意思，就是治病的药方，重点在药上。但是对于中医来讲，重点不仅仅在于药，还在于药方的方。对中医而言，方的含义远远不止普通人理解的那样，中医称之为方剂，具体是什么呢？

《说文解字》中说："**方，并船也。**"方，本义是两只船并排。《诗经·谷风》中"**就其深矣，方之舟之**"就是这个意思。后来，"方"用于中医，也借用了它的本义，就是两药甚至多药相并使用的含义。

所以，一般情况下，中医的药方至少由两味药组成，这时的方属于狭义之方，专指药方。生活中，我们常能听到这些名称——针灸方、按摩方等，此时便是广义的方了，它们只是借鉴了药方蕴含的理法，合并看病处方这一形式，也就有了方名。

狭义之方就是我们常说的按方抓药的药方，有了它就可以抓药，然而抓药之后如何服用呢？

熬药，或许是最为耳熟能详的形式，影视剧里常常有这样的情景：亲人辛辛苦苦为卧床不起的病人熬上一碗汤药。这就是属于处方中要求的煎汤服法，也就是汤剂。

就其深矣，方之舟之：如果河流深广，那就坐船到对岸，如果河流水浅，那就游过去。比喻做事要分清难易程度，采取不同的办法。其中舟即独木舟，方即将竹筏舟并在一起，组成更大的竹筏舟。方剂中多味药组合在一起就像竹筏并列，齐头并进，共同发挥作用。

除此之外，我们还常常听到有丸剂、膏剂、散剂等，比如说六味地黄丸、十全大补膏、逍遥散等。这就是"剂"，意思就是经过加工形成的一定形态药方的制剂。剂，《说文解字》解释："**剂，齐也。**"早期"剂"写作"齐"，即药剂的意思。

随着中医的发展，"方剂"一词才渐渐连用，先见于诸史书，医书首载于北宋的《圣济总录》，如"**然则裁制方剂者，固宜深思之熟计之也**"。"汤液"则是"方剂"出现之前的代称，传说由商朝初期伊尹所创。伊尹著有《汤液经法》，为中医汤液之祖，只是这本书并没有流传下来，如果确有其书的话，它应该就是一部方书。

"方"重在药物的组合，"剂"重在药方的调制。所以，一首完整的方包括两个部分——药方与药剂，中医称为方剂。生活中，我们说找中医开个方，那就是方剂的简称。

伊尹：伊是他的姓，一说名挚，为商朝的丞相。他是中华厨祖，也是中医方剂的创始人，他将功能相同或相近的药物放在一起煎煮，由此诞生了中药复方，即方剂。煮出的汤液的药效优于单味药，因此有"伊尹制汤液而始有剂"一说。著有《汤液经法》一书，奠定了中医方剂学的基础。

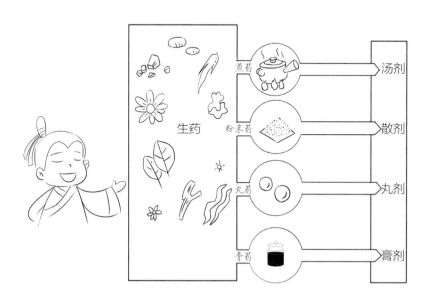

中药制剂

⑨ 不可不知的几本方书

中医有几千年的历史，你知道至今流传下来多少首方剂吗？我们来看一个数据，现有收录方剂数目最多的方书《中医方剂大辞典》收录上自秦汉下迄现代（1986年）有名的方剂共96592首，这还只是有名称的，如果再算上那些无名方，那么总数将是十分庞大，难以估量。中医古籍汗牛充栋，据《中国医籍通考》统计，先秦至清代专门用于记载方剂的医书共计3538种，占全部中医古籍的1/5。在历史发展的各个时期，有重要意义的代表方书有哪些呢？

现存最早的医方书——《五十二病方》。成书于约公元前500年的先秦时期，载方283首，治病52种，所以称《五十二病方》。这部方书于1973年末在湖南长沙马王堆三号墓出土。

秦汉时期成书的《黄帝内经》记载治法，提出方剂君臣佐使、五味、六气淫胜等组方原则，载方13首，有汤、丸、膏、丹、酒等剂型。

东汉末年张仲景著《伤寒杂病论》，后分为《伤寒论》与《金匮要略》两书，共载方剂269首，后世称为"经方之祖"。书中记载的方剂大多一直沿用至今，疗效显著。

隋唐时期"药王"孙思邈编纂《千金要方》和《千金翼方》，分别载方5300余首和2000余首，收集了唐代之前医家方剂和大量的民间单验方，并收录国内外其他民族医方。

唐天宝十一年（752年），王焘撰写《外台秘要》，收录方剂6000余首。

《千金要方》《千金翼方》《外台秘要》为隋唐时期方书之大成者。

六气淫胜：针对六气即风、寒、暑、湿、燥、火的胜复（五运六气）来制定方剂的方法，也是《黄帝内经》中提出的组方规律之一，二旦汤、四神汤就是根据六气淫胜制定的方剂。

单验方：一般是由一味或几味较少的中草药组成，最初人们常用单味药治病。取材简便，是劳动人民在长期生产生活中总结出的经验，比如用早前草熏水治小便脉痛。艾叶、蒽白捣烂，用白酒炒热敷脐上，治腹泻腹痛。

992年,宋太宗敕令王怀隐等人集体编纂的《**太平圣惠方**》成书,共载方16834首,是对宋以前医方的一次总结。

1107年,我国第一本成药典《**太平惠民和剂局方**》刊行,载方788首。

1111年,宋徽宗赵佶(jí)诏令由政府组织医家编纂大型方书《**圣济总录**》,于1117年成书,载方近20000首。

1156年,金朝时期成无己撰《**伤寒明理论**》,为第一部专门剖析方剂理论的医书。

1390年,明成祖第五子周定王朱橚(sù)主持编写《**普济方**》,于1406年成书,共168卷,载方61739首,为我国现存古代最大的一部方书。

1996年,南京彭怀仁主编《**中医方剂大辞典**》,收录1986年之前的有名方剂,共96592首。

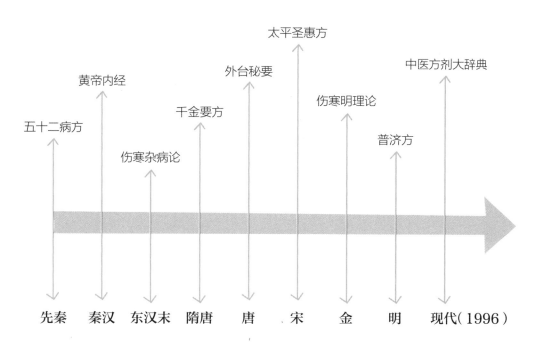

各个时期的方书代表作

可以看出，中医的方剂不仅数量庞大，而且随着历史的发展，还在不断增长，如今有名的方剂也许已经难以统计其数目。对每一个想学习中医、方剂的人来说，面对如此宏大的方剂体系，恐怕还没开始就已经望而生畏了。但是，也不必过度担心，虽然中医方剂早期是经验用方为主，然而经过2000多年的发展，早就形成了一套完整的理论系统。

方剂组方的一大理论就是君臣佐使，了解了它就能了解中医处方的规律和秘密，掌握了它你就能动手开出有效的方剂。

君臣佐使：用药治病如用兵，大军压境，需要君臣佐使通力合作，才能抵御敌人的入侵，驱敌外出。君是起主要作用的角色，用量最大，功效最强，最具有决策力。臣、佐是辅佐、加强君药功效，将君王的决策旨意下达并落实。使是使者，起到调和双方关系，相互沟通的作用。

⤷ 组方原则——君臣佐使

君臣佐使的组方原则起源于中医四大经典之一的《黄帝内经》。

> 帝曰：善。方制君臣，何谓也？
> 岐伯曰：主病之谓君，佐君之谓臣，应臣之谓使。
>
> ——《素问·至真要大论》

这段话说的是有一天，黄帝问他的大臣岐伯："制方时所讲的君臣是什么意思呢？"岐伯回答说："主治这个病的就是君药，帮助君药治疗主症的就是臣药，而配合臣药、顺应臣药的是使药。"

四大经典：中医四大经典分别是《黄帝内经》《神农本草经》《难经》《伤寒杂病论》是学习中医必读的经典古籍。

岐伯：为黄帝的大臣，也是著名的医生，后世尊称为"华夏中医始祖"。《黄帝内经》就是黄帝询问，岐伯作答，以阐述医学理论的一部著作。

我们都知道君指君王，至高无上，臣为大臣，辅佐君王，而使是僚使之类，顺应着大臣，他们的身份和能力有高低之别、大小之分，把这种关系应用到处方原则上来，就把制方的原则简明扼要地讲清楚了：制方原来是按照病症主次轻重来对应开药的，并且讲究各药之间的配合以便发挥最大的作用，达到最好的效果。

只是，在这个时候，只有君、臣、使的概念，后来随着中医的发展，才把"佐"补充了进去，发展成独立的方剂组方原则——君、臣、佐、使。它的内涵也相应地扩展加深了。

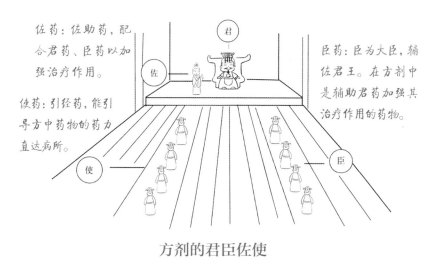

君药：君指君王，至高无上。在方剂中起主要治疗作用的药物。

佐药：佐助药，配合君药、臣药以加强治疗作用。

使药：引经药，能引导方中药物的药力直达病所。

臣药：臣为大臣，辅佐君王。在方剂中是辅助君药加强其治疗作用的药物。

方剂的君臣佐使

金元时期的医家张元素提出"力大者为君"，这一观点得到他徒弟补土派医家李东垣的有力传承。李东垣在《脾胃论》里说"**力大者为君**""**君药分量最多，臣药次之，使药又次之**"，意思就是作为君药，用量最大，用量大力量就大，才起主要作用。并且他还强调，臣药用量不可大于君药，不能乱了次序。

> 张元素：字洁古，是金元时期中医"易水学派"的创始人，以脏腑辨证和扶养胃气为其理论特色，《医学启源》与《脏腑标本寒热虚实用药式》最能反映其学术观点。

麻黄汤：原方中麻黄去节，是因为麻黄节能敛汗，会影响发汗的效果。杏仁去皮尖，此处所用杏仁并非我们常拿来吃的甜杏仁，而是苦杏仁，苦杏仁的皮尖有毒，入药时应去除，以减轻毒性。

那君臣佐使具体是如何配合发挥作用的呢？为了说清这个问题，我们不妨结合一首典型的方剂来谈谈。

麻黄汤是中医一首经典的方剂，流传了近两千年，至今还在临床上广泛应用。它主治伤寒感冒病。人受了寒后，症状主要有：头痛发热，身疼腰痛，骨节疼痛，恶风怕冷，无汗而喘。用药共四味：麻黄、桂枝、杏仁和炙甘草。

> 太阳病，头痛发热，身疼腰痛，骨节疼痛，恶风，无汗而喘者，麻黄汤主之。
>
> 麻黄（三两，去节），桂枝（二两，去皮），甘草（一两，炙），杏仁（七十个，去皮尖）（注：杏仁七十个，二两多，此处按二两算）。
>
> ——《伤寒论》

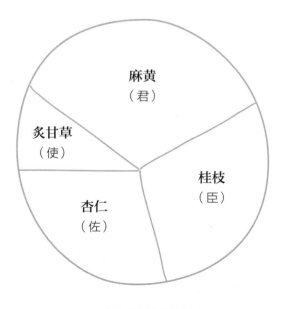

麻黄汤的组成

在这首方里，麻黄是君药，桂枝是臣药，杏仁是佐药，而炙甘草就是使药。为什么这么解析呢？为了说明这首方，还得先谈谈适合麻黄汤的伤寒感冒是怎么回事。

在中医看来，伤寒型的感冒，主要是因为人体感受了外来的寒邪，而致肌表闭塞，寒邪郁闭于内和正气相战，导致一系列的病症：发热、头痛、身痛、腰痛、骨节疼痛、恶风、无汗及喘。

这好比一个国家突然遭遇了一股彪悍的外敌势力入侵：敌人以极快的速度突破最外围的防线冲了进来，他们烧杀抢掠，无恶不做，导致城市毁坏，民生混乱。而这时国家一方面调动武装力量与他们战斗，希望全歼敌军，同时还会积极布置加强边防，防止敌人里应外合，所以战斗在国内激烈地进行，破坏自然难免。国家遭受了损失，千疮百孔，就像生病了一般。

可是事实上，孤军深入的敌人也一心想要存活下来，他们一边与军队周旋，一边寻找突破口，突围了便能活下去。

> 肌表闭塞：寒性收引，寒邪侵入体表，体表的汗孔遇冷收缩关闭，寒邪就不能从汗孔出来，只能与正气相争，表现出无汗恶寒的症状。所以治疗伤寒感冒就是要打开汗孔，将体内的寒邪发散出去，重用麻黄、桂枝等发散风寒的药物。

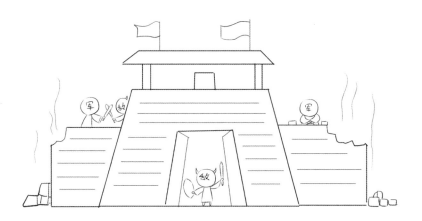

寒邪是敌军，攻入城内，与城内军队激烈战斗，城内军队一边战斗，一边巩固城墙，但是城内还是遭到了严重的破坏。

伤寒感冒的发病机制

敌人越挫越勇，越发顽强，数量虽被削减，但破坏力却更加强大。这就是严重的伤寒型感冒，发病迅猛，症状明显，表现就是一发病就高热头痛，浑身疼痛，无汗怕冷。得了这种感冒，人立刻就蔫了。

为了尽可能降低伤亡损失，只好打开防线，让敌军逃走。这也是治疗伤寒感冒的方法，与其闭门留寇，得不偿失，不如驱贼外出，扶助正气，休养生息。如果明白这些内容，为什么选用麻黄汤就好理解了。

首先，麻黄这味药，味辛、微苦，性温，**能发汗解表**，同时还能**平喘**，**利水**。驱邪外出一个重要的方法就是发汗法，中医简称为汗法。发汗的中药有很多，麻黄就是其中一味猛药。所以在这首方里，麻黄当仁不让是君药了，因为它发汗力量大，既能针对无汗、怕冷、疼痛、喘等症状，又能恰对伤寒表实发病的机理。

其次，桂枝这味药也是辛温发汗的常用药。它味辛、微甘，性温，**能发汗解表**，**也能温经通阳**。发汗力不如麻黄，所以可以很明显地看出来，桂枝是来辅助麻黄发汗驱邪的。所以桂枝是臣药。

针对病机的药有了，发汗止痛的药有了，那还有喘怎么办呢？这时用到了杏仁。杏仁，苦，微温，**能止咳平喘**。在这个方里，麻黄虽然也能宣肺平喘，但它主宣肺且力度不足，所以要用杏仁前来辅助。所以杏仁的位置是佐使的佐，辅助君药麻黄和臣药桂枝。

汗法：中医八法之一，是运用辛散的药物，促使人体发汗的方法，根据寒热病邪的不同，分为辛温发汗和辛凉发汗两大类。其他七法分别是吐、下、和、温、清、消、补。

桂枝 辛温，也能发汗，但是作用明显比麻黄温柔很多，与其说是迫汗外出，不如说是调和肌表，让毛孔腠理功能恢复正常排汗，所以表实证、表虚证都能用。

按上面的道理来说，这个病有这三味药就够了。为什么还要用到炙甘草呢？炙甘草，味甘，性微温。它在这个方里的作用主要是调和药性，缓和药性。麻黄和桂枝都以辛温向外发散、向上宣通为主，而杏仁则是向下降气为主，所以这三味药组成一首方后，用力方向上矛盾，既然矛盾又不能拆散，那就调和一下吧，这时的炙甘草就使整个方趋于和谐了，更利于治病。

除此之外，炙甘草还能缓和麻黄、桂枝辛温的烈性，防止发汗太过反倒伤了正气。炙甘草，看似没用，却独具其功，它的位置就是佐使的使，主要用来调和整方。

① 调和药性：甘草特有的功效，它能使各药协调一致，共同发挥作用，所以又叫"国老"，国老为国家重臣，能帮助调和君臣、臣使之间的关系。

② 缓和药性：甘草味甘，中医里认为甘则能缓，缓就是能缓和、减弱药物的烈性，防止烈性药物损伤人体的正气，得不偿失。此外，缓还有缓急止痛的功效。

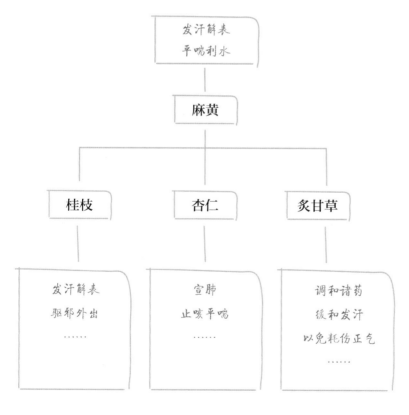

麻黄汤方解

▼

左金丸方中仅有两味中药，分别是黄连和吴茱萸，善于治疗肝火犯胃引起的胁胁胀痛、呕吐、吞酸、胃部灼热。其中黄连既能清肝火，又能清胃火，但是黄连苦寒呆滞，配合辛热、直入肝经的吴茱萸，可助黄连降逆止呕，两者一寒一热，相辅相成。另外两者的用量比例是固定的，黄连∶吴茱萸为6∶1。

拒药：药液入胃后，胃不受纳，片刻即吐的现象。原因是病重邪甚，药物猛烈，正所谓两强相遇必相争，邪气太盛，必然会和大寒大热的药物相抗拒，造成胃气逆乱。所以在治药时，加入一些和邪气相类、和君药相反的药物，反而能帮助邪气接纳药物，达到治药效果。

这首简单的麻黄汤里，共四味药，一药一功，主次得当，结构分明，四药相配，方简效宏，能够很好地治疗伤寒感冒，对于典型的伤寒感冒，能够做到一剂而愈。这都得力于组方的合理与精确。用君臣佐使理论来解析方剂，能够做到持简驭繁，同样用它来组方治病也能简明扼要。

在理解麻黄汤的基础上，我们再来看一看君臣佐使到底有哪些内容。

君药：针对主病或者主症起主要治疗作用的药物。

臣药：一是辅助君药治疗主病或者主症的药；二是针对重要兼病或者兼症的药。

佐药：一是佐助药，即配合君、臣药加强治疗作用的药；二是佐制药，制是制约的意思，即用来消除或减弱君、臣药的毒性，或能制约君、臣药峻烈之性的药；三是反佐药，即当病重邪甚，可能拒药时，配用与君药性味相反而又能在治疗中起作用的药。

使药：一是调和药，即能调和整方诸药作用的药；二是引经药，即引领方中诸药抵达病所的药。

补充一点，一般来说，君药的药味较少，而且往往用量在全方里最大。麻黄汤中，麻黄用量为三两，整方里最大，这也是前面提到的张元素主张"力大者为君"的观点。

君臣佐使理论可以帮助我们很好地解释一首方剂，但是并不是每一首方剂都能用它来解释，比如一些小方就不能，独参汤（人参），左金丸（黄连、吴茱萸），玉屏风散（白术、黄芪、防风）等方剂。

第十八课
六大常用方剂

中医必背

四肢皆禀气于胃，
而不得至经，
必因于脾乃得禀也。

《素问·太阴阳明论》

虽说是六大常用方剂，但是也不准确，因为没有人去统计哪些方剂才能入选"六大常用方剂"的范畴。本着面对初级入门的情况，本书特选六首经典并且至今使用较多的方剂，带领读者在前一课内容之上，再具体地了解一番中医方剂的知识。

๑ 四君子汤——补气之方，谦谦君子

君子一词，意指品德高尚的人。花中有四君子梅、兰、竹、菊。而中药中也有大名鼎鼎的四君子**人参、白术、茯苓、甘草**，相伍相配就是四君子汤，然而它们并非遗世而独立，相反，它们践行的是培育中土、生发万物的美德。**"地势坤，君子以厚德载物"**，这便是四君子汤。

《周易》里讲坤为地，坤的品德就是**"坤厚载物，德合无疆"**。人体的脾胃即坤土，作为后天之本，具有生化、受纳、承载的德行。而当脾胃气虚之时，受纳及转运的功能发生障碍，就会出现一系列症状：面色萎黄、四肢无力、语声低微、食少或便溏……此时，便需要四君子汤来健脾益气、培土扶中了。

> 说的是四肢的精气充养来源于胃，如果精气不能到达四肢，那肯定是脾的输送功能出了问题。所以说"脾主四肢"，脾胃功能差的人，往往四肢肌肉消瘦，甚至萎缩。

> 地势坤，君子以厚德载物：《周易》中以乾为天、坤为地，地的形势取法坤相，君子应该效仿大地而以敦厚的品德承载万物。

人参、炙甘草、茯苓、白术各等分。

——《太平惠民和剂局方》

方中以人参为君，大补元气，健养脾胃。白术为臣，苦温燥湿健脾。茯苓甘淡渗湿健脾，为佐。白术、茯苓合用，健脾除湿之功更强。而使以炙甘草，调和诸药。四味中药皆味甘而入脾，性平或微苦或微寒，相互调和，补中有泻，补而不滞，平补不峻，共奏健脾益气之功。

性皆平和，这又是君子另一美德——君子致中和。《中庸》云："**中也者，天下之大本也；和也者，天下之达道也。致中和，天地位焉，万物育焉。**"孔子讲，只有君子才能达到中和的美德，这四味药配伍，有"致中和"之义，所以称为君子也是名副其实。

中也者，天下之大本也；和也者，天下之达道也。致中和，天地位焉，万物育焉。"中"，是天下的根本；"和"，是贯通天下的原则。达到"中和"的境界，天地便各在其位了，万物便能孕育繁盛了。四君子汤健脾养胃，使脏腑有所养，正如天地"中和"，孕育万物。

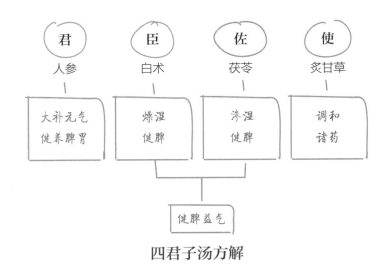

四君子汤方解

🌀 四物汤——补血之方，女性之友

四君子汤被推崇为益气健脾类群方之宗，是治疗气虚证的上选，而与之相呼应，调理血证也有公认的群方之宗，它同样践行大道至简之理，组成仅有区区四味药——熟地黄、白芍、当归、川芎，便赢得了"血家百病此方宗""血证立法""调理一切血证""妇科第一方"等极高的声誉，这就是四物汤。

如果说四君子汤是致中和、育万物的谦谦君子，那四物汤便是温柔善解的窈窕淑女了。

四物汤首载于晚唐蔺道人著的《仙授理伤续断秘方》，是一首用于治疗外伤瘀血作痛的方子，直到宋代被收入中国第一部国家药典《太平惠民和剂局方》才得以发扬光大，可到了这时，四物汤的应用已经扩展到了妇科疾病的范畴，而由此确定了"妇科第一方"的地位。后世提到四物汤也多首先想到《太平惠民和剂局方》的妇科诸疾，其组成也遵从药典，即熟地黄、当归、白芍、川芎各等分。

> 当归（去芦，酒浸炒）、川芎、白芍、熟干地黄（酒蒸）各等分。上为粗末。每服三钱，水一盏半，煎至八分，去渣，空心食前热服。
>
> ——《仙授理伤续断秘方》

《仙授理伤续断秘方》：唐代蔺道人所传的骨伤科专著。首次论述了整骨手法，记述了关节脱臼、跌打损伤、止血以及手术复位、牵引、扩创、填塞、缝合手术操作等内容，对后世中医骨伤科的发展影响重大。

四物汤先天禀赋之一：温

可以看出，四味药之中有三味性温，熟地黄、当归与川芎，所以说四物汤先天禀赋之一便是温和。试想气滞血瘀时，如果用了寒性的药方，因为"**寒主收引、主凝滞**"，可使气滞更甚，血瘀更重，岂不是雪上加霜？当然本方还有川芎、当归辛散的一面，能行血散瘀，但是就像行军打仗，在温和适宜的天气中军队的战斗力势必要高于天寒地坼（chè）之时。而且瘀血消散之后，新血如何产生呢？自然需要温和的环境。

寒主收引、主凝滞：我们都知道热胀冷缩的原理，人体也是如此，寒冷还会减慢血液的运行，就像天气太冷河面会结冰一样，血液停止流动就会形成瘀血，这就是凝滞。

血虚生热: 血液属于阴液, 血液流失等于人体的阴液一直在丢失, 会造成阴虚火旺的病理状态, 表现为月经不调、两颧潮红、夜间盗汗、心烦失眠、舌尖发红。

也有人说了, 那还有血虚生热的情况呢? 阴血亏虚不足以涵养阳气, 久而久之, 便虚生热, 这个温和的方子还能适应吗? 其实血虚生热最根本的还是血虚, 如果是血虚, 那用此方有何不可呢? 只不过这四味药的比例需要酌量调整。

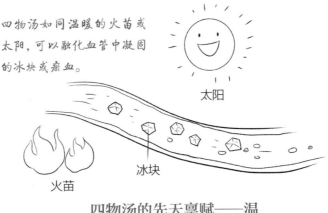

四物汤如同温暖的火苗或太阳, 可以融化血管中凝固的冰块或瘀血。

太阳

冰块

火苗

四物汤的先天禀赋——温

四物汤先天禀赋之二: 柔

四味药之中有三味天生质柔——熟地黄、当归和白芍, 熟地黄质润而腻, 当归甘温质润, 而白芍味酸阴柔。熟地黄与当归, 名盛古今的补血良药, 可白芍酸敛阴柔, 有什么妙用呢?

我们知道水库枯竭后, 天然蓄水的办法就是等待天降大雨, 大雨之后, 水库不光接收了一部分雨水, 还会有河川的汇流, 这时候水库不仅要收, 还得敛, 不然雨水会旁流到其他地方。

肝体: 体是指实体, 肝藏血, 肝的实体中血液十分丰富, 血为阴, 故肝体为阴; 肝的功能是主疏泄, 疏泄人体的气机, 稍有疏泄不及或太过, 就易动风化火, 故功能属阳, 称肝用为阳。所以我们常说"肝体阴而用阳", 就是这个意思。

肝就是人体藏血的"水库", 血虚时最直接的办法就是补血, 当大剂补血的药服下后, 最终入库的能有多少呢? 这一过程中就需要既能入肝补肝阴、柔肝体, 使肝气不致亢奋, 又能收纳、敛归阴血的白芍了。

四物汤先天禀赋之三：善

我们知道了四物汤是一剂阴阳和合的温柔方，常行补益的善事。其善行大概有：

> 冲任虚损，月水不调，崩中漏下，血瘕块硬，发歇疼痛，妊娠宿冷，将理失宜，胎动不安，血下不止，及产后乘虚，风寒内搏，恶露不下，结生瘕聚，少腹坚痛，时作寒热。
>
> ——《太平惠民和剂局方》

不论内、外、妇、儿、皮肤、五官科诸疾，凡属血虚兼见血滞之症，皆可予本方加减治疗，可获良效。

四物汤先天禀赋之四：解

郁则解之，滞则通之，瘀则散之。到这里我们来探究一下川芎这一可上可下、可内可外、通行十二经的猛药。四物汤中其他三味都专攻补血滋阴，殚精竭虑地努力增加血量，提高产出，而这时川芎却一直上蹿下跳、晃来晃去，只有消耗没有产出，简直是不务正业，纯粹在浪费人体的气血。

看似还真如此。要说血虚，补之即可，川芎又不能补血，而且还辛散耗气伤血，使气血更虚。那可以直接把川芎去了吗？去川芎名之四物汤减川芎方。此方中当然不能舍弃，一言以蔽之，温通辛散，川芎所长。血虚诸症，血不温则不生，血不行则不通，少了川芎，如何温气行血？在这一方面当归也可建功，不过川芎是主将，当归只是副将。

四物汤中一药一法，有主有次，不可偏废，四药相伍，才得以发挥出宏大的功效。

中医必背

六味地黄山药萸，
泽泻苓丹三泄侣。
三阴并补重滋肾，
肾阴不足效可居。

๑ 六味地黄丸——三补三泻，肾虚首选

即便不是中医专业人士，也或多或少地了解六味地黄丸的作用——补肾！那么补肾到底补什么？是怎么补的？

按脏腑五行属性来讲，心属火，肝属木，脾属土，肺属金，肾属水。肾为水脏，主藏精与封蛰（zhé），简而言之，它的作用就是闭藏。它是人身之精的源泉，所以需要储存丰厚并且封藏有术，不能轻易外泄，动摇人身的根本。肾闭藏着肾阴与肾阳，如果在这方面出了问题会有什么样的后果呢？

肾阴亏虚： 神疲乏力，腰膝酸软，耳鸣耳聋，手足心热，舌红，脉沉细。

肾阳亏虚： 腰膝酸软，畏寒怕冷，夜尿频多，舌淡苔白，脉沉细无力。

面对肾虚，第一步要做的就是，辨别肾阴虚还是肾阳虚，在分辨清楚后再选择相对应的药方就好了。肾阴虚对应的药方就是我们常说的六味地黄丸，肾阳虚则用金匮肾气丸。

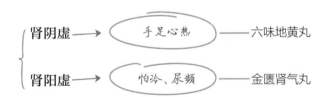

肾阴虚 → 手足心热 —— 六味地黄丸

肾阳虚 → 怕冷、尿频 —— 金匮肾气丸

封蛰：蛰，是指动物冬眠蛰伏起来，不吃不动。肾的功能与此相似，肾中贮藏着人体先天和后天之精气。冬眠最重要的是储存能量，并减少能量的消耗，肾也是如此，肾中的精气最好是储存起来，不要轻易地泄漏出去。

六味地黄丸的源流

六味地黄丸出自宋代儿科专著《小儿药证直诀》，主治：

一是因病引起嗓音低弱；

二是囟门不能闭合；

三是精神低迷不振；

四是眼睛巩膜比例过大而虹膜比例过小；

五是面色㿠(huàng)白。

这些症状都有一个原因——肾虚。

我们再来看看这首方的组成：

> 熟地黄八钱，山萸肉、干山药各四钱，泽泻、牡丹皮、白茯苓(去皮)各三钱。上为末，炼蜜为丸，如梧桐子大。每服三丸，空心温水化下。
>
> ——《小儿药证直诀》

共有六味药：熟地黄、山萸肉、山药、泽泻、牡丹皮和茯苓。它们的比例是8:4:4:3:3:3。而这一比例从首次记载始一直作为这首方的固定比例在临床上使用，经过千百年来的检验证实其疗效显著。六味地黄丸出自于儿科专著，主治儿科肾虚之病，但后世医家并没有局限于此，经过对其在临床上的不断扩展与发挥，六味地黄丸得以广泛用于各科之病。

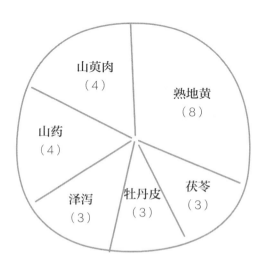

六味地黄丸中的药物比例

㿠白：苍白，已经明显偏离了正常肤色的白色，如白墙一般的白色。主要是由血虚、阳虚、寒证所致。

方义分析：

本方重用熟地黄滋阴补肾，填精益髓，是君药。山萸肉补养肝肾，并能涩精，山药补益脾阴，亦能固肾，共为臣药。三药肾肝脾同补，重用熟地黄，偏重于补肾，是为"三补"。泽泻利湿而泄肾浊，茯苓淡渗脾湿，牡丹皮清泄虚热，三药共为佐药，是为"三泄"。

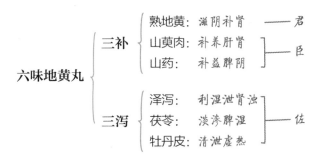

六味地黄丸中的三补三泻

清朝乾隆年间，苏州医学家王子接在《绛雪园古方选注》中指出什么是六味。不仅仅是指药有六种，也是指苦、酸、甘、咸、辛、淡这六种药物味道。六味药各补相应的脏腑，相辅相成，几乎补了脏腑的全部阴液，因此六味药的组方是十分精密的。

❀ 小柴胡汤——和解少阳，万能调解

中医界时常有人被称作"小柴胡先生"，这是为什么呢？柴胡，是中医很常用的一味中药，它能和解退热、疏肝解郁、升举阳气。

"小柴胡先生"因擅长使用柴胡而得名，虽然他善用柴胡，但不单单是因为这味药，也是因为包含柴胡的一首方——小柴胡汤。

君药在方剂里起主要作用，柴胡的功效是**和解退热、疏肝解郁**。小柴胡汤的功用也是如此，后世总结其功效为和解少阳。

少阳是什么？这里的少阳是六经辨证里的少阳经，是表示疾病产生、病情变化、病位深浅等含义的一个名词。

六经辨证：外感疾病的辨证方法，是张仲景在《黄帝内经》的基础上发展而成，将外感疾病演变过程中的各种症候群进行综合分析，归纳其病变部位、寒热趋向、邪正盛衰，而区分为太阳、阳明、少阳、太阴、厥阴、少阴六经。

少阳经的特点就是少阳经脉位于太阳经、阳明经表里之间。一般情况下，外邪侵犯人体时，首先是在表的太阳经，比如我们常见的感冒。而少阳经比太阳经位置稍稍在里，同时又比阳明经稍稍偏外。在表的病治法就是解表发汗，而在里的病一般清里通里等。对于少阳病，既不在表，也不在里，发汗法驱邪向外不行，吐下法清邪于里也不可，那该如何治疗呢？

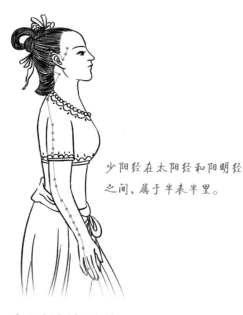

少阳经在太阳经和阳明经之间，属于半表半里。

少阳经循行路线

中医前辈想到一个办法，那就是和解。我们不难想到，如果有一首类似万能调解员的方剂，那么这首方剂的应用必当非常广泛，能解决复杂不明的难题。

和解：特点是既祛邪又扶正，既透表又清里，既疏肝又理脾，没有明显的寒热补泻之偏，性质平和，作用和缓，照顾全面。

小柴胡汤出自《伤寒论》，是治疗少阳病的第一方。它在书中是这样出场的：

> 柴胡半斤、黄芩三两、人参三两、甘草三两（炙）、半夏半升（洗）、生姜三两（切）、大枣十二枚（擘）。
>
> 上七味，以水一斗二升，煮取六升，去滓，再煎，取三升，温服一升，日三服。

其一，本方所治的病症为往来寒热、胸胁苦满、默默不欲饮食、心烦喜呕、口苦、咽干、目眩，苔薄白，脉弦。

其二，本方煎服法有点特别，那就是需要去滓再煎，即按一般步骤把药熬好后，在服药之前需要把药汁再煎煮一道。这种服药方法使药性更为醇和，符合"和解"的意思。

方义分析：

君药柴胡味苦性平，入肝胆经，透泄少阳之邪，并能疏泄气机之郁滞，使少阳经半表半里之邪得以疏解。黄芩苦寒，清泄少阳经热，为臣药。柴胡之升散，得黄芩之降泄，两者配伍构成少阳和解的基本结构。佐以半夏、生姜降逆止呕，人参、大枣益气健脾，既能扶正以驱邪，又能御邪内传。还有一味"国老"炙甘草，既助参、枣扶正，又能调和诸药，是为使药。

小柴胡汤方义

默默不欲饮食：气机郁结的表现，指肝气内郁，情志不爽。情志失调，又会导致胃气失和。比如正要吃饭时，突然传来了家人去世的噩耗，这顿饭自然吃不下了，情志对消化系统的影响是立竿见影的。

半夏：因"五月半夏生，盖当夏之半"而得名，其性辛温，具有很好的燥湿祛痰、止呕功效，被称为"燥湿化痰要药"和"降逆止呕要药"。

七味药合用，以和解少阳为主，兼补脾气和胃，使邪气得解，枢机得利，胃气和调，诸症则自愈。

整体来看，小柴胡汤用药简明，配伍精当，却能方小而效宏，又是一首大道至简的好方。顺便提一下，虽然小柴胡汤"无所不能"，但是也不能随意施用。

☽ 逍遥散——疏肝解郁，逍遥自在

中医古今名方众多，在功效上，最容易被大众理解的莫过于逍遥散了。逍遥逍遥，悠然自得也，望文而生义，服下此方大可使气结得解，郁闷得消，使人心怀宽畅，只觉处处是乐乡，自然逍遥自在了。

逍遥散是一首什么方？逍遥散是一首疏肝解郁的方，也是一首健脾和营的方，更是一首调和肝脾的名方。

此方出自《太平惠民和剂局方·卷之九治妇女诸疾》：

> 【处方】甘草（微炙赤）半两，当归（去苗，锉，微炒）、茯苓（去皮，白者）、芍药（白）、白术、柴胡（去苗）各一两。
>
> 【炮制】上为粗末，每服二钱，水一大盏，烧生姜一块切破，薄荷少许，同煎至七分，去渣热服，不拘时候。
>
> 【主治】治血虚劳倦，五心烦热，肢体疼痛，头目昏重，心忪（sōng）颊赤，口燥咽干，发热盗汗，减食嗜卧，及血热相搏，月水不调，脐腹胀痛，寒热如疟。又疗室女血弱阴虚，荣卫不和，痰嗽潮热，肌体羸瘦，渐成骨蒸。

原方用药共有八味：柴胡、白芍、当归、茯苓、白术、炙甘草、薄荷、煨姜。

懂中医的人都知道，这八味都是中医常用的中药，个个看来平淡无奇，它们究竟是如何发挥功效的呢？往下看一看本方的配伍意义你就会明白了。

> 如此配伍，既补肝体，又和肝用，气血兼顾，肝脾并治，立法全面，用药周到，故为调和肝脾之名方。
>
> ——《中医十大名方妙用·逍遥散》

方义分析：

柴胡，味苦，性平，能疏肝解郁而宣畅气血，以遂肝木疏泄条达之性。

当归，味甘辛，性温，能养血和血，以补肝体，且又有活血调血之功。

柴胡与当归两味药相配，既补肝之体，又和肝之用。

白芍，味酸，性微寒，助当归以养血柔肝，可敛肝气之横逆。

白术，味苦，性温，归脾、胃经，能益气补中，健脾燥湿。

茯苓，味甘，性平，入脾、胃经，能健脾补中、利水渗湿。

白术与茯苓为益气健脾常用的药对，培补脾胃而祛湿浊，脾胃健则能运化，气血生化有源，则肝得所养。

生姜，味辛，性微温，煨过之后，温胃和中之力益专。

薄荷，味辛，性微凉，用之少许，借其辛散之性，可助柴胡疏肝。

甘草，味甘，炙之则性温，既可助白术益气健脾补中，配伍白芍又能柔肝缓急止痛。

说了这么多，有人或许还是不理解逍遥散为何如此配伍。

肝木疏泄条达：肝的生理功能之一。肝属木，木是要向上向外伸展生长的，最不喜欢被约束和限制，肝也是如此，肝气要向上升发，不能被遏制，一旦被约束，肝气郁滞，不能舒展，人就喜欢叹气，心情郁闷，甚至发怒。

药对：中医方剂中相对固定的两味药的配伍组合，是中药配伍应用中的基本形式。两药常常相须为用，配合使用能增强药效。

为何要补肝体，要和肝用，要健脾和调气血？

这就得进一步说说本方的立意了。

《太平惠民和剂局方》中原方出处列在妇人病篇里，主治妇人血虚劳倦，五心烦热，肢体疼痛，头目昏重，心忪颊赤，口燥咽干，发热盗汗，减食嗜卧，脐腹胀痛，又疗室女血弱阴虚，荣卫不和等。

这些都可归纳为肝弱阴虚。后世在此基础之上，再总结为**肝郁血虚，脾失健运**。本方也就当为**疏肝解郁，养血柔肝，益气健脾**。

因为肝为藏血之脏，性喜条达主疏泄而恶抑郁，体阴而用阳。若情志不遂，肝木失于条达，或阴血暗耗，或生化乏源，肝体失养，均可导致肝气郁结不适，或肝郁化热，热伤阴津；或肝气横逆，乘侮脾土，致脾失健运；或肝郁血虚，疏泄不利，气血失于和调。

这段话通俗点来讲就是，中医认为五脏之中的肝脏，主要是用来藏血，性质上属阴，它的特性就是像春天里舒展生长的树枝一样，喜欢自由伸展而厌恶压抑束缚。

想做到自由伸展需要两个条件，一个就是有充足的阴血滋养作为源泉，另一个就是得有舒畅的内外气机作为保障。当具备这两个条件的时候，犹如树木在雨露阳光充足的春夏里生长一样，肝脏与人体自身也能气机舒畅健健康康。

可是，当遇到气机不畅的时候，就是我们通常所说的郁闷状态，那岂能有好结果？多数人都有真切的体验，郁闷本身体会就很不爽，与此同时还会心情低落，饮食乏味，胸胁胀痛，甚至心烦易怒，看什么都不顺眼，总想宣泄一番，却又苦于无法。其实这个时候逍遥散就派上用场了。它能舒畅肝气，解开烦闷郁结。

五心烦热：两手两足心发热，并自觉心胸烦热。多为阴虚火旺、心血不足或病后虚热不清及火热内郁所致。

室女血弱阴虚，荣卫不和：室女即未婚女子，常因先天不足或后天饮食失调，导致营血虚少，血亏则不能荣养肌肤，面色白，精神倦怠。荣卫不和，即营血与卫气不和，也即气血不和，营弱卫强，主要表现为自汗。

不光如此，它还能补养肝血、肝阴用来固本。为什么呢？因为情绪抑郁会反过来伤肝，而耗伤的恰恰是阴血，肝为藏血之脏。抑郁伤肝，好多人可能知道了这点，但也只是其一而已，与此相对的是，如果肝虚在前的话，那这种人也难逃时常无故生闷气的"厄运"，这可是事关脾气好坏的大问题。这种情况当然也需要逍遥散。至于郁久化热，虚甚生火，也能由以上情况继续发展而来。

说完肝的问题，我们再来看看似乎八竿子打不着的脾。当肝养成了捉摸不定的大小姐脾气时，受气最先最重的便是无辜的脾了。因为木克土，中医专业术语叫作**"肝气横逆，乘侮脾土"**，结果便是脾土觉得活着真不爽啊，工作的积极性一天不如一天，工作效率渐渐一日不如一日，最终脾失健运，诸症出焉！

总结就是肝脾不调了。脾土又为气血生化之源，若脾虚胃弱，必然致使生化乏源，肝血更虚。而肝主藏血，脾主生气，肝脾不调一久，气与血自然难以平和，也就是上面说的气血失于和调。

再回头看看此方八味药的配伍组合，是不是清晰一点了呢？平淡无奇的八味药，个个都不简单。当归、白芍主生肝血滋肝阴敛肝气，血虚甚者，加上熟地黄一味；如果血虚生热的话，加上生地黄，既滋阴补血又清热，以上两种加味成就了名方**黑逍遥散**。

郁久化热：肝气长期郁结，情志不舒，郁闷难伸，就会出现热象，具体的表现是头热面红，心烦易怒，夜寐不安，胁痛口苦，眩晕耳鸣，两目干涩，视物不清，舌红苔薄，脉弦细。

肝脾不调：肝气郁结和脾虚不运。胸胁胀满窜痛，善叹息，情志抑郁或急躁易怒，纳呆腹胀，便溏不爽，肠鸣矢气，或腹痛欲泻，泻后痛减。舌苔白腻，脉弦。平时服用玫瑰花茶、姜枣茶，温中、疏肝健脾的效果较好。

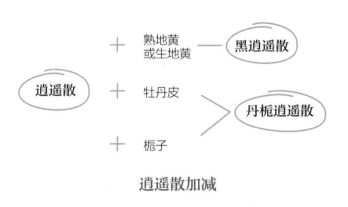

逍遥散加减

白术、茯苓健脾渗湿，常用药对不必再说。柴胡、薄荷，疏肝气清肝热，如果郁久化热明显，加上牡丹皮、栀子，这就是大名鼎鼎的**丹栀逍遥散**。甘草与其他各药配伍都得其用。煨姜一味，后世常常置换为生姜，两者差别在于煨姜不散不燥，于肝脾虚甚者用之较为适宜，振奋胃气而不耗散阴血。至于生姜，于症轻者较好，可借其辛散之力以助疏肝行气。

玉屏风散——弱不禁风，屏风来救

一年四季都有风，但春天的风显得特别，时而温暖和畅，时而清寒冷郁，时而徐徐迟迟，时而骤猛疏狂，既能催花赶月，又能春风抚面。唉，春风的善变，简直快赶上人类的变脸了，真让人犯愁……

暖风吹，临风送怀抱；冷风袭，闭门添厚衣，这是大多数人以变应变的正常表现。有一部分人，不管老天吹什么风，始终一两件衣服，既御寒又散热，精神抖擞，任风继续吹，身体很棒。还有一部分人，也能做到以不变应万变，只不过恰恰和前者相反，因为无论面对什么风，他们都是弱不禁风——自汗、乏力、鼻塞、流涕、喷嚏、项强、怕风、畏寒，这就是他们的一贯表现，身体很虚。

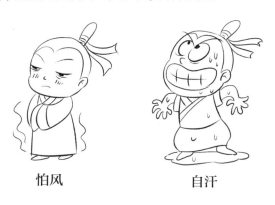

怕风　　　　　　自汗

气虚之人感冒的症状

一提到"虚"，一想到"弱"，脑海里是不是首先出现一个面黄肌瘦、骨立形小的虚弱形象？事实上，你若仔细想想周围那些"弱不禁风"的人，他们壮，只是虚胖；他们面白，可也太白；他们温柔，不过气短；他们慵懒，乏力习惯了而已，而且还特别爱感冒。

这类人易出汗、没力气、爱感冒、流清涕、打喷嚏等，其根结在于脾弱气虚，身体抵御外邪的屏障薄弱了，自然而然容易遭受几乎无处不在的外风侵犯。

不论是善变的春风、烘热的夏风、干燥的秋风，还是凛冽的冬风，每当风起时，这类人心里恐怕都忍不住要打战了。

好在中医有一首妙方可以拯救他们，那就是专为脾弱气虚的人创制的玉屏风散，由方名"玉屏风"可知此方有三大作用——祛风、御风、宁风，好似珍贵如玉的屏风一样。而用药则仅仅三味——防风、黄芪、白术，防风辛散祛风，黄芪益气御风，白术培中宁风。道理至简，让人一看便明。

其实，玉屏风散的具体创制医家并未能留名，现在能追溯到最早的记载是《医方类聚》，稍晚刊行于世的《丹溪心法》载此方用于"自汗"之症，后来明代的张景岳延承此说，推举此方主治"表虚自汗"，然而在《普济方》里则载"治腠理不密，易感风邪，头昏眩甚则痛，项强，肩背拘急，喷嚏不已，鼻流清涕，续续不止，经久不愈"，这又与《医方类聚》"治男子妇人，腠理不密，易感风邪"一脉相承。

弱不禁风：生活中那些"弱不禁风"的人，常常动不动就出汗，还特别容易感冒，身体虚胖，身上的肉是松软无力的，也就是腠理不致密，稍微一运动就觉得累，气喘吁吁。总结起来就是卫气虚，肌表的防卫作用弱，特别容易受到风邪的侵犯。

防风：古代名"屏风"（见《名医别录》），比喻此药如屏风能抵御外风也，同时又能祛风外出。所以既可用于外感风邪所致的感冒头痛、风疹瘙痒，又可搜风外出，治疗关节疼痛、风湿痹痛。

《普济方》是明初官方编修的一部大型医学方书，是中国历史上最大型的方剂书籍，共168卷，载方达61739首。

虽然本方创立的初衷如今已无人知晓，但其功效认识渐渐趋于统一，那就是主治表虚自汗易外感，至于后世应用的扩展则另当别论。

清代大医家柯韵伯论本方曰："**邪之所凑，其气必虚。故治风者，不患无以驱之，而患无以御之；不患风之不去，而畏风之复来。何则？**"

> 这段话是说正气不足，邪气才会侵犯人体。治风，不担心没有祛风的办法，而担心不能巩固人体的屏障以抵御风邪。不担心风邪不会被驱散，而担心风邪的再次入侵。总而言之就是想要抵御外邪，最根本的是巩固人体的正气。

历来医家都知道感冒祛风辛散即可，用桂枝、麻黄、羌活、独活等，辛温发汗，毛孔打开，侵犯体内的风邪就能被发散出去了，然而事实上，此时的风驱走了，彼时的风说不准已经在等候，随时打算再次入侵。

问题的关键就是如何做到祛风之后，巩固正气，做好预防工作。如同战争一样，打退敌人入侵很重要，同时做好国防更为重要。也就是要御风，不是御风而行，是抵御防御风邪。祛风用防风，御风黄芪最佳。柯韵伯说"**黄芪能补三焦而实卫气**"，卫气就是人体的国防卫士，而卫士需要依赖大后方的支撑。对于人体来说，后天之本的脾胃就是卫气的大后方，而且是唯一的大后方。

> 黄芪能补三焦而实卫气：黄芪是补气的代表中药，善于补肌表卫气，即所谓实卫气，卫气实则腠理固，腠理是人体最外面的一道防线，防线稳固，风邪就不会无孔不入，此外黄芪还能补益元气而补三焦。

胃主受纳，脾主运化，脾负责为人体边防输送物资。如果脾虚罢工了，那自然也别谈防线了。这个情况下加一味白术最妙。白术健脾，培土即以宁风也。所以整方"**以防风之善祛风，得黄芪以固表，则外有所卫；得白术以固里，则内有所据，风邪去而不复来**"。玉屏风散培中固表祛风，配伍精当，方简效宏。

> 白术：白术有健脾益气、燥湿、止汗、安胎之功能。此处应用取其健脾功效，脾为后天之本，根本稳固，则风邪不能传变入里，被驱逐出去后也不会再感受新的风邪，是防风的治本之法。现代研究也发现白术能增强人体免疫功能，并具有保肝、防止肝脏损伤的作用。

脏腑虚寒的疾病，如胃寒胃痛、女子胞宫寒痛经闭经、泄泻等，都适合用艾灸的方法来治疗，因为艾灸具有温散寒邪的作用。比如受凉拉肚子，可用艾条在神阙穴（即肚脐）处艾灸15~20分钟，能快速祛除肠胃寒邪，缓解腹泻。

升阳举陷：升阳，是指提升阳气；举陷，是指提高下陷之处或下陷之气。下陷之气是脾胃中气，中气下陷的结果就是内脏位置下垂，如胃下垂、子宫下垂、脱肛等，治病中气下陷最具代表性的方剂就是补中益气汤。

第十九课
神奇的艾灸——最简单的经络疗法

艾的力量

灸法是用艾绒或其他药物放置在体表的穴位上烧灼、温熨，借灸火的温和热力以及药物的作用，通过经络的传导，起到温通气血、扶正驱邪、治疗疾病的一种外治方法，是一种物理和药理相结合的自然疗法。

适者生存，是艾叶在灸法材料更迭中的胜利法则。在这场竞赛中，参赛选手除了艾叶，还有传说中的八木兄弟：松、柏、竹、橘、榆、枳、桑、枣。艾叶以其疗效显著及零副作用征服了各位临床医生，最终将灸法定义成"艾灸"。

艾灸的必杀技

艾灸疗法的适应范围十分广泛，用于内科、外科、妇科、儿科、五官科疾病，尤其对乳腺炎、前列腺炎、肩周炎、盆腔炎、颈椎病、糖尿病等有特效。

艾灸具有疏风解表、温通经络、活血逐痹，回阳固脱、升阳举陷、消瘀散结、拔毒泻热、防病保健、益寿延年等作用。

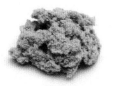

艾绒

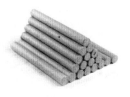

艾条

《扁鹊心书·须识扶阳》中说："人于无病时，常灸关元、气海、命门、中脘，虽未得长生，亦可保百年寿也。"民间俗话亦说**"若要身体安，三里常不干""三里灸不绝，一切灾病息"**。无病施灸，可以激发人体的正气，增强抗病的能力，使人精力充沛，长寿不衰。可调理亚健康状态。现代，灸疗凭其防病保健作用已成为重要的保健方法之一。

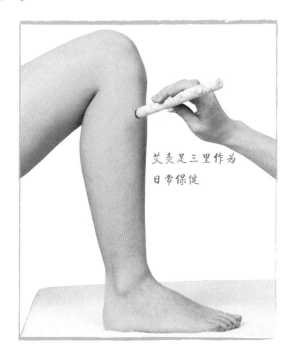

艾灸足三里作为日常保健

艾灸的禁忌证

对实热证、阴虚发热者，一般不适宜灸疗。

面部穴位不宜直接灸。

关节活动处不宜化脓灸。

重要脏器、大血管处、肌腱所在部位不宜直接灸。

妊娠期小腹、腰骶部不宜施灸。

对神昏、感觉迟钝的患者，不可灸过量，要避免烫伤。

化脓灸：灸法的一种，将点燃的艾炷直接放在皮肤上，直至艾炷燃烧结束了，就会起疱化脓。

直接灸：将艾炷直接放在穴位皮肤上施灸的方法。

⤷ 艾灸的分类

艾炷灸分为直接灸和间接灸，直接灸包括化脓灸和非化脓灸，间接灸则多用隔姜灸、隔盐灸、隔蒜灸、隔附子饼灸等。

1. 直接灸：把艾炷直接放在皮肤上施灸。用黄豆或蚕豆大小的艾炷直接放在穴位上施灸，局部经烫伤产生无菌性化脓现象者称为化脓灸；用中小艾炷直接灸之，烫时即取走，灸后不起疱或不成灸疮者称为非化脓灸。

2. 间接灸：在艾炷与皮肤之间隔垫某种药物如生姜、大蒜、食盐、附子、胡椒而施灸的一种方法。药物可因症因病不同，治疗时可发挥艾灸和药物的双重作用。

①**隔姜灸**：将新鲜生姜切成直径2~3厘米、厚0.2~0.3厘米的姜片，中心用针穿刺数孔，上置艾炷施灸，觉灼热时缓慢移动姜片，可灸多壮，以局部皮肤潮红为度。本法适用于一切虚寒病症。

②**隔蒜灸**：取独头大蒜切成0.2~0.3厘米厚的蒜片，用针穿刺数孔，艾炷灸之，每灸4~5壮，因大蒜有刺激性，故灸后易起疱。该法可治痈疽肿毒、未溃疮疖。

③**隔盐灸**：取食盐适量炒热，纳入脐中，上置艾炷施灸，患者稍感灼痛，即更换艾炷，以防灼伤。此法有回阳、救逆、固脱之功效，多用于治疗急性腹痛、吐泻。

④**隔附子饼灸**：将附子研末，以黄酒调和作饼，0.3~0.4厘米厚，艾炷灸之。用治各种阳虚病症。

中小艾炷：艾炷规格有大、中、小三种，大炷如蚕豆大小，中炷如黄豆大小，小炷如麦粒大小，可根据治疗需要选择大小不同的艾炷。新手建议使用小炷。

壮｛每燃烧一个艾炷称为一壮或一炷。

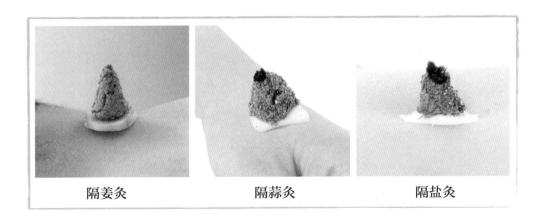

隔姜灸　　　　　　　隔蒜灸　　　　　　　隔盐灸

3. **艾条灸**：也称悬灸。点燃艾条一端，在穴位和患处熏灸。多作为保健灸，一般疾病皆可运用。温和灸多用于灸治慢性病，雀啄灸、回旋灸多用于灸治急性病。

①**温和灸**：施灸时将艾条的一端点燃，对准应灸的穴位处或患处，距皮肤2~3厘米，进行熏烤，使患者局部有温热感而无灼痛为宜，一般每处灸10~15分钟。

②**雀啄灸**：艾条点燃的一端与施灸部位的皮肤并不固定在一定距离，而是像鸟雀啄食一样，一上一下活动地施灸，一般施灸10~15分钟。

③**回旋灸**：艾条点燃的一端与施灸部位的皮肤保持一定的距离，距皮肤2~3厘米均匀地左右移动或往复回旋熏烤施灸。

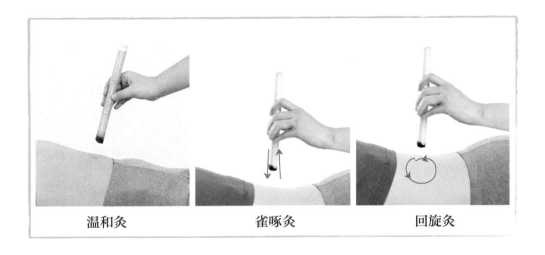

温和灸　　　　　　　雀啄灸　　　　　　　回旋灸

4. 非艾条灸

①**温针灸:** 针刺得气后,在针柄上穿置一段长2~3厘米的艾条施灸,至艾条烧完为止。多用于风寒痹症。

②**天灸:** 药物贴敷疗法,多用于三伏天、三九天,适用于慢性呼吸系统疾病、胃肠道疾病等。

天灸:灸法中的非火热灸法,又叫发疱疗法,就是将对皮肤有刺激性的药物(白芥子、甘遂、毛茛等)贴敷在穴位上,达到刺激穴位、疏通经络的作用,对支气管哮喘、过敏性鼻炎、慢性支气管炎等慢性顽固性疾病有较好的疗效。

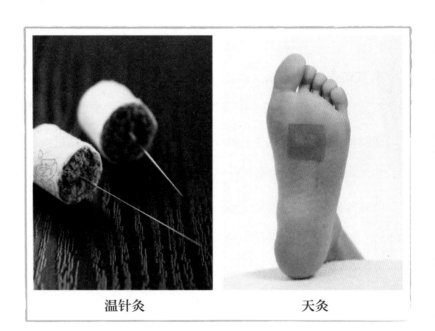

温针灸　　　　　　　天灸

施灸的次序与壮数

临床上一般是先灸阳部,后灸阴部,即**先灸上部,后灸下部;先背部,后胸腹;先头身,后四肢。**

艾炷分为大、中、小三种,小者如麦粒,中者如黄豆,大者如蚕豆。艾炷大小、施灸数量可根据病性、病势、体质、年龄及治疗部位而定。在肌肉浅薄处宜小艾炷少灸,在肌肉深厚处宜大艾炷多灸;久病体虚者宜小艾炷,新病体壮者宜大艾炷。

⚙ 具体问题具体分析——常见病的艾灸疗法

（一）感冒

感冒常由外感风寒，邪客肺卫引起，以鼻塞、流涕、喷嚏、头痛、恶寒、发热、苔薄白、脉浮等为主要表现，相当于现在医学的普通感冒。

治则： 疏风解表散寒。

灸法： 常用悬灸法、隔姜灸法。

操作步骤

1. 取穴：风池、大椎、曲池、合谷、尺泽。

2. 配穴：风寒加风门、肺俞、列缺；气虚加足三里；身痛加大杼；腹痛、腹泻加神阙。

3. 悬灸法：点燃艾条，对准穴位，以施灸部位有温热舒适感为度。每次选取2~4穴，每穴每次艾灸5~10分钟，以灸后穴位局部皮肤潮红为度。每日1~2次，至治愈。

4. 隔姜灸法：将鲜姜切成直径2~3厘米、厚0.2~0.3厘米的薄片，中间以针刺数孔，然后置于穴位上，再将艾炷放于姜片上点燃施灸，当患者感觉灼烫时，可将姜片稍微提起，稍停后放下再灸，以免烫伤。艾炷燃尽，易炷再灸，每穴每次艾灸5~7壮。每次选取3~4穴，每日1次，至痊愈。

特别提示： 体虚易感冒者可在夏季进行预防性治疗。在感冒流行季节可按上述方法预防性治疗1周。

① 风池：在颈部，当枕骨之下，胸锁乳突肌与斜方肌上端之间的凹陷处，平风府穴。

② 大椎：在后背正中线上，第7颈椎棘突下凹陷中。

③ 曲池：在肘横纹外侧端，屈肘，当尺泽与肱骨外上髁连线中点。

④ 合谷：在手背，第1、2掌骨间，当第2掌骨桡侧的中点处。

⑤ 尺泽：在肘横纹中，肱二头肌腱桡侧凹陷处，微屈肘取穴。

⑥ 列缺：在前臂桡侧缘，桡骨茎突上方，腕横纹上1.5寸处，当肱桡肌与拇长展肌腱之间。

⑦ 大杼：在背部，当第1胸椎棘突下，旁开1.5寸。

①天枢: 在腹中部,
脐中旁开2寸。

②足三里: 在小腿
前外侧, 当犊鼻下3
寸, 距胫骨前缘一
横指。

③中脘: 在上腹部,
前正中线上, 当脐
中上4寸。

④内关: 在前臂掌
侧, 当曲泽与大陵
的连线上, 腕横纹
上2寸, 掌长肌腱与
桡侧腕屈肌腱之间。

⑤上巨虚: 在小腿
前外侧, 当犊鼻下6
寸, 距胫骨前缘一
横指。

⑥阴陵泉: 在小腿
内侧, 当胫骨内侧
髁后下方凹陷处。

⑦脾俞: 在背部, 当
第11胸椎棘突下, 旁
开1.5寸。

⑧气海: 在下腹部,
前正中线上, 当脐
中下1.5寸。

⑨命门: 在腰部, 当
后正中线上, 第2腰
椎棘突下凹陷处。

⑩肾俞: 在腰部, 当
第2腰椎棘突下, 旁
开1.5寸。

⑪关元: 在下腹部,
前正中线上, 当脐
中下3寸。

⑫神阙: 在腹中部,
位于脐正中。

（二）泄泻病

泄泻亦称腹泻, 常由脾胃虚弱、湿邪内盛而致, 以排便次数增多, 粪便稀薄为临床表现。

治则: 健脾化湿。

灸法: 常用悬灸法、隔盐灸法。

操作步骤

1. 取穴:天枢①、足三里②。

2. 配穴: 胃脘胀痛者加中脘③、内关④; 湿盛者加上巨虚⑤、阴陵泉⑥; 脾胃虚弱者加脾俞⑦、气海⑧; 命火虚弱者加命门⑨、肾俞⑩、关元⑪、神阙⑫。

3. 悬灸法: 点燃艾条, 对准穴位, 以施灸部位有温热舒适感为度。每次选取2~4穴, 每穴每次艾灸5~10分钟, 以灸后穴位局部皮肤潮红为度。每日1次,10次为1疗程。

4. 隔盐灸法: 取神阙穴, 用纯净食盐填敷于脐部, 于盐上再置一薄姜片, 中间以针刺数孔, 上置大艾炷施灸, 当患者感觉灼烫时, 可将姜片稍提起, 稍停后放下再灸。当艾炷燃尽, 易炷再灸, 每次艾灸7~10壮。每日1次,5~7次为1疗程。

特别提示: 隔盐灸前应清洁神阙穴局部, 艾灸时时刻询问患者的局部感觉, 避免烫伤。

（三）痛经

痛经多因体质素弱，气血不足，冲任失调，胞宫失养，复因情志失调或经期受寒饮冷，以致经血滞于胞宫而成。以月经期前后或月经期中发生周期性小腹疼痛或痛引腰骶为主要临床表现。本病相当于现代医学的原发性痛经。

治则： 温养冲任、通经止痛。

灸法： 常用悬灸法、隔姜灸法。

操作步骤

1. 取穴：中极①、气海②、三阴交③。

2. 配穴：气血亏虚加脾俞、胃俞④；肝肾不足加肝俞⑤、肾俞；寒凝加归来⑥、地机⑦；气滞加肝俞、太冲⑧。

3. 悬灸法：点燃艾条，对准穴位，以施灸部位有温热舒适感为度。每次选取2~4穴，每穴每次艾灸5~10分钟，以灸后穴位局部皮肤潮红为度。每日1次，每个月经周期，以月经前3~4天开始治疗，5次为1疗程，共治疗3个月经周期。

4. 隔姜灸法：将鲜姜切成直径2~3厘米，厚0.2~0.3厘米的薄片，中间以针刺数孔，然后置于穴位上，再将艾炷放于姜片上点燃施灸，当患者感觉灼烫时，可将姜片稍微提起，稍停后放下再灸，以免烫伤。艾炷燃尽，易炷再灸，每穴每次艾灸7~10壮。每次选取3~4穴，每日1次，以每个月经周期的月经前3~4天开始治疗，5次为1疗程，共治疗3个月经周期。

特别提示： 灸法具有温肾暖宫、活血化瘀的功效，治疗原发性痛经疗效较好。月经前后及行经期应注意保暖，避免受凉，忌劳累。

①中极：在下腹部，前正中线上，当脐中下4寸。

②气海：在下腹部，前正中线上，当脐中下1.5寸。

③三阴交：在小腿内侧，当足内踝尖上3寸，胫骨内侧缘后方。

④胃俞：在背部，第12胸椎棘突下，旁开1.5寸。

⑤肝俞：在背部，当第9胸椎棘突下，旁开1.5寸。

⑥归来：在下腹部，当脐中下4寸，距前正中线2寸。

⑦地机：在小腿内侧，当内踝尖与阴陵泉的连线上，阴陵泉下3寸。

⑧太冲：在足背侧，当第1跖骨间隙的后方凹陷处。

（四）项痹病

项痹常因督脉劳损、气血不足、感受外邪等导致经脉痹阻，以项部疼痛麻木，连及头、肩、上肢，颈部活动受限，并可伴有眩晕等为主要表现。本病相当于现代医学的颈椎病。

治则：活血通经。

灸法：常用悬灸法、隔姜灸法、温灸盒灸法。

操作步骤

1. 取穴：颈部压痛点、颈夹脊、大椎、肩井。

2. 配穴：督脉劳损者加命门、腰阳关；气血不足者加足三里、神阙；风寒盛者加风门、肺俞；气滞血瘀者加膈俞。

3. 悬灸法：点燃艾条，对准穴位，以施灸部位有温热舒适感为度。每次选取2~4穴，每穴每次艾灸5~10分钟，以灸后穴位局部皮肤潮红为度。每日1次，7~10次为1疗程。

4. 隔姜灸法：将鲜姜切成直径2~3厘米、厚0.2~0.3厘米的薄片，中间以针刺数孔，然后置于穴位上，再将艾炷放于姜片上点燃施灸，当患者感觉灼烫时，可将姜片稍微提起，稍停后放下再灸，以免烫伤。当艾炷燃尽，易炷再灸，每穴每次艾灸7~10壮。每次选取3~4穴，每日1次，7~10次为1疗程。

5. 温灸盒灸法：将温灸盒置于所选施灸部位中央，点燃艾条后，放在温灸盒中的铁纱上，盖好封盖以调节温度，每次每部位灸20~30分钟，一次可艾灸数穴。每日1次，7~10次为1疗程。

特别提示：艾灸对颈椎病的颈型、神经根型、椎动脉型疗效较好。同时要劳逸结合，减少颈部劳损，防风寒，适当进行颈项功能锻炼。

①命门：在腰部，当后正中线上，第2腰椎棘突下凹陷处。

②腰阳关：在腰部，当后正中线上，第4腰椎棘突下凹陷处。

③风门：在背部，当第2胸椎棘突下，旁开1.5寸。

④肺俞：在背部，当第3胸椎棘突下，旁开1.5寸。

⑤膈俞：在背部，当第7胸椎棘突下，旁开1.5寸。

（五）腰痛

腰痛常因肝肾不足、外邪侵袭、经脉气血痹阻所致，以腰部及腰骶部慢性疼痛，时轻时重、缠绵不愈，休息可缓解，劳累后加重，常有固定压痛点为临床表现。本病相当于现代医学的慢性腰肌劳损。

治则：补益肝肾、温经通脉。

灸法：常用悬灸法、隔姜灸法、温灸盒灸法。

操作步骤

1. 取穴：腰部压痛点、腰夹脊穴。

2. 配穴：肝肾不足者加肾俞、志室①；阳虚者加命门、腰阳关；寒湿重者加大肠俞②、气海俞③。

3. 悬灸法：点燃艾条，对准穴位，以施灸部位有温热舒适感为度。每次选取2~4穴，每穴每次艾灸5~10分钟，以灸后穴位局部皮肤潮红为度。每日1次，7~10次为1疗程。

4. 隔姜灸法：将鲜姜切成直径2~3厘米、厚0.2~0.3厘米的薄片，中间以针刺数孔，然后置于穴位上，再将艾炷放于姜片上点燃施灸，当患者感觉灼烫时，可将姜片稍微提起，稍停后放下再灸，以免烫伤。当艾炷燃尽，易炷再灸，每穴每次艾灸5~7壮。每次选取3~4穴，每日1次，7~10次为1疗程。

5. 温灸盒灸法：将温灸盒置于所选的施灸部位中央，点燃艾条后，放在温灸盒中的铁纱上，盖好封盖以调节温度，每次每部位灸20~30分钟，一次可艾灸数穴。每日1次，7~10次为1疗程。

特别提示：腰部压痛点要重灸。

①志室：在腰部，当第2腰椎棘突下，旁开3寸。

②大肠俞：在腰部，当第4腰椎棘突下，旁开1.5寸。

③气海俞：在腰部，当第3腰椎棘突下，旁开1.5寸。

第二十课
如何培养中医诊疗思维

☉ 关于中医思维的一点思考

这本书讲到现在呢，已经接近尾声了。中医属于传统医学，因此，中医的诊疗思维也包含着大量的传统思维，这是与现在的思维有所差异的。作为现代人，想要学一些中医药知识，甚至将中医学好，就必须具备一定的中医思维基础。那么问题来了，如何才能培养中医的诊疗思维呢？

在"西学东渐"以来的一百多年里，中医受到空前的冲击。时至今日，许多老专家都在呼吁，中医思维日趋淡化，需要重视青年中医的中医思维培养。

至于为什么会出现中医思维的淡化，我们可以发现很多理由，比如科学主义占据了主流，实证主义的冲击等。但仔细想想，这些好像都是外部因素。中医有一条信念"**正气存内，邪不可干**"，由此出现了中医思维上的问题，就不该从中医自身寻找原因吗？

思维是一种意识行为，是人类的高级生命活动，它可以对客观事物进行反映，也可以构成主观意念进行幻想。思维可以分为语言思维和非语言思维，但毫无疑问，语言思维占据着更为主导的地位。

正气存内，邪不可干：出自《素问·刺法论》中医认为人之所以会生病，是因为体内正气虚弱，才给了病邪可乘之机。疾病如此，做人做事亦然，如果自身实力强大，就不怕外界的干扰和侵犯。

语言思维是人类借助语言这种工具进行思维的一种心理现象。语言是思维的主要工具，如果失去语言，人类就无法进行有效的、理性的、有条理的思维。所以，中医作为一门系统庞大的学科，它的思维，也就是我们所说的中医思维，必定要建立在中医语言的基础之上，并借由中医语言来表达。

中医语言是伴随着汉语的产生而出现的，当人们对生命规律有了认知，用各种方法做出调整，就形成了中医的理论。当汉语言发展成熟之后，创立了汉字，人们将在实践中形成的中医理论、方法付诸文字，就成了医书。

随着时代的变迁，汉语言也在不断变化，语言变化代表着思维的变化。汉语发展到今日已经是现代汉语，而承载中医内涵的依然是古代汉语，这就造成了中医的思维与外部思维的截然差异，不仅普通公众难以理解，即使从事中医数十年的人员也说不清楚。

中医必背

有诸内者，
必形诸外。

《丹溪心法》

意思是脏腑与体表是内外相应的，内脏有病变，相应的体表也会出现征兆，所以通过观察外部的表现，可以测知内脏的变化，也就是"司外揣内"，从而了解疾病发生的部位、性质。

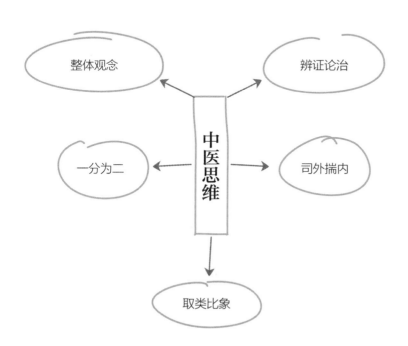

那中医语言究竟具备什么样的特征呢？借用前辈学者的一句话："**中医语言是一种基于隐喻认知的语言，中医逻辑是一种旨在发现而不重证明的逻辑。**"在这样的语言基础之上，中医思维呈现出重视**体验思维**、**整体思维**、**辨证思维**和**意象思维**的特征。比如我们熟知的"整体观念""辨证论治""一分为二""司外揣内""取类比象"等，都是中医思维下产生的理论观点。

要研究与学习中医思维，就要知道所研究的基本内容是中医理论建构和中医师认识疾病、确定治疗措施的思维方式与方法，以及思维过程中的规律与特点等。

☉ 中医思维的传承困境

中医思维要想传承并发展下去，绝不是中医界自己的问题。因为传统中医思维已经失去了得以生存与发展的原有文化环境。如果中医需要传承下去，那么就必须建立起社会对中医思维的普遍认知，我称之为"广义传承"。"狭义传承"决定着"广义传承"的正确性，"广义传承"又影响着"狭义传承"的稳定性，两者共同支持着中医思维的大传承。

在这个中医语言溯古传承的阶段，狭义传承是有一定基础的，但仍需要更多的倾斜，应从专业课程教育入手。例如医古文作为必修课程，但远远不够，文献、文化、文字课程的种类和数量也应增加，包括古代汉语、中医文献学、中国古代文化、中医与中国文化、中国古代哲学、中国古代思想等课程应贯穿中医专业教育。

我们说，这样做的目的不在于复古，而在于培养出扎实运用现有中医语言的中医人，只有中医人自己稳固了，后续的革新才具备可能的基础。

广义传承又该如何呢？虽然中医仍有一定的公众基础，但这些基础却是依赖于传统文化的残存。中医专业人士往往缺少中医传播的意识，缺乏向社会公众积极推介的观念，缺少传播渠道；即使具备传播渠道，也缺乏合适的语言向公众表达正确的中医内涵。这导致人们对中医一知半解，无法建立普遍意义上的思维基础。

这一点我深有感触,为了实践中医的广义传承,我从2015年初开始做了一个微信公众号,叫"医界书生",为了坚持更新文章,我经常向一些中医水平不错的人去约稿,但是很多人说,不屑于写这样的文章。

广义传承应该作为同等重要的事业。中医人应该具有灵活的传播技巧和明确的传播目的。尤其是互联网时代提供了前所未有的机遇:**传播成本降低,传播效率提高。**利用互联网的推动力推动中医人之间、中医人与公众之间的交流与提高,传统的中医语言在这种高效的交流中能够得到快速的进化、及时的修正。

᠑ 如何建立中医思维

要充分建立中医思维,有三条重要途径:**读经典,拜名师,做临床。**

"读经典"指熟读中医经典古籍。不重视经典学习,就难以把握中医理论的精髓。以《黄帝内经》《伤寒论》《金匮要略》《温病条辨》等为代表的经典中医书籍,历来是指导中医理论和实践的重要著作,是打开中医理论的钥匙。"读经典"是通往中医科学的必经之路,受历代医人所推崇。但是由于它们年代久远,文字意深难懂,需要有足够的语言文字功底和传统思辨能力。

"拜名师"大概是所有了解中医的人士公认的最有效的一条途径。自古成名医者,绝大部分都有至少一位师父。师父的意义在于,能够将亲身的理解讲授给弟子,能够给予弟子足够的临床见习机会,同时也能够及时地对弟子的困惑予以解答。通过数年的拜师,学生的医术一般都会有明显的提升。

"做临床"是中医的最终目的,一名中医的临床思维必须通过临床的反复锤炼和积累,使得中医思维得到巩固。临床思维的培养,既指发散思维、聚合思维、逆向思维、侧向思维、求异思维、求同思维、顺势思维等思维技巧在中医学中的具体应用,也体现在对古今名家临床经验资料的分析、总结、挖掘,从而整理出中医对疑难病症诊治的思路。由此三条途径,才能建立起可靠的中医思维。

图书在版编目（CIP）数据

零基础学中医 / 马可迅主编 . — 2版 . — 南京：江苏凤凰科学技术
出版社，2022.01（2024.06重印）

（汉竹·健康爱家系列）

ISBN 978-7-5713-2426-1

Ⅰ.①零… Ⅱ.①马… Ⅲ.①中医学－基本知识 Ⅳ.① R2

中国版本图书馆 CIP 数据核字（2021）第196575号

零基础学中医（第二版）

主　　　编	马可迅	
编　　　著	汉竹	
责 任 编 辑	刘玉锋　阮瑞雪	
特 邀 编 辑	陈岑	
责 任 校 对	仲　敏	
责 任 监 制	刘文洋	

出 版 发 行	江苏凤凰科学技术出版社
出版社地址	南京市湖南路1号A楼，邮编：210009
出版社网址	http://www.pspress.cn
印　　　刷	江苏凤凰新华印务集团有限公司

开　　　本	720 mm×1 000 mm　1/16
印　　　张	15
字　　　数	300 000
版　　　次	2022年1月第2版
印　　　次	2024年6月第10次印刷

标 准 书 号	ISBN 978-7-5713-2426-1
定　　　价	46.00元

图书如有印装质量问题，可向我社印务部调换。